U0216921

医学分子生物学

实验 Medical Molecular Biology Experiments

主　编: 陈小芬　主　审: 金光辉

副主编: 李　程　徐　斌　廖　怿

　　　　林　筱　李　晓

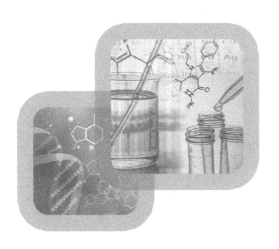

厦门大学出版社 国家一级出版社
XIAMEN UNIVERSITY PRESS 全国百佳图书出版单位

图书在版编目(CIP)数据

医学分子生物学实验/陈小芬主编.—厦门:厦门大学出版社,2020.1(2021.1重印)
ISBN 978-7-5615-7715-8

Ⅰ.①医… Ⅱ.①陈… Ⅲ.①医学—分子生物学—实验 Ⅳ.①R393-33

中国版本图书馆 CIP 数据核字(2020)第 011797

出 版 人	郑文礼
责任编辑	眭 蔚 黄雅君

出版发行 厦门大学出版社

社 址	厦门市软件园二期望海路 39 号
邮政编码	361008
总 机	0592-2181111 0592-2181406(传真)
营销中心	0592-2184458 0592-2181365
网 址	http://www.xmupress.com
邮 箱	xmup@xmupress.com
印 刷	广东虎彩云印刷有限公司

开本	787 mm×1 092 mm 1/16
印张	7.25
字数	150 千字
版次	2020 年 1 月第 1 版
印次	2021 年 1 月第 2 次印刷
定价	22.00 元

本书如有印装质量问题请直接寄承印厂调换

厦门大学出版社
微信二维码

厦门大学出版社
微博二维码

序

  医学分子生物学实验是一门理论与实践紧密结合的医学生基础必修课之一，是现代医学研究的重要组成部分；旨在研究生物大分子的结构、功能及其在生理和病理状态下的活动规律，有助于医学生、医生与科研工作者从微观水平理解生命的本质及奥秘。

  随着厦门大学医学院整体规划和医学生复合型人才的培养目标的制定与落实，医学分子生物学实验教材应运而生。编者期望本教材能为基础医学和临床医学相关的师生提供重要的参考价值。本教材在医学分子生物学教学内容的基础上，系统地介绍了分子生物学实验技术的实用性和可操作性，特别注重将基础研究和临床医学相结合，为进一步学习和从事医学临床与科研工作的师生奠定良好的医学分子生物学实验基础。

  根据分子生物学的学科特点，本教材的思路为围绕上游和下游两大类技术实验进行编写，即核酸部分与蛋白质部分。全书实验内容分为五个部分，即基因组脱氧核糖核酸（deoxyribonucleic acid，DNA）操作技术、质粒脱氧核糖核酸（DNA）操作技术、核糖核酸（ribonucleic acid，RNA）操作技术、蛋白质操作技术以及分子生物学最新技术进展。第一部分由五个实验内容组成，主要介绍遗传信息携带者 DNA 的结构和功能，重点阐述多聚酶链式反应（polymerase chain reaction，PCR）技术的原理和应用。学生通过实际操作熟练掌握 PCR 技术，培养学生对分子生物学实验课的学习兴趣以及提高学生的动手操作能力，实现教与学融会贯通的教学目的。第二部分包含五个实验内容，从基础研究的角度出发，着重叙述以感受态细胞为载体的 DNA 重组技术在基因表达调控、疾病发生发展和诊疗中的重要作用。学生通过实际操作展示他们的实验结果以解释某种疾病或现象发生的原因，并呈现给学生若干个悬而未决的基因组研究难题，留给学生更多的想象空间。第三部分由四个实验组成，在了解 DNA 结构和功能的基础上，主要介绍 RNA 与 DNA 的异同，重点阐述 RNA 和 DNA 携带的遗传信息在细胞内生物大分子之间传递的"中心法则"的内容。通过逆转录 PCR 和实时定量 PCR（quantitative real-time PCR）实验的实际操作，学生了解了如何利用 RNA 为模板制备 DNA，从而达到培养学生

1

"举一反三，学以致用"的逆向思维的目的。第四部分蛋白质操作技术由三个实验内容组成，主要介绍外源 DNA 在大肠杆菌中的表达和检测方法，教授蛋白质表达、检测及定量分析的详细步骤，指导学生正确操作 Western 印记杂交技术。第五部分介绍分子生物学最新的技术进展，鉴于第二代 DNA 测序技术、病毒系统及 CRISPR/Cas9 技术在近 10 年的飞速发展及其在分子生物学领域中的重要作用，这部分内容主要介绍此技术在基础研究和临床医学中的最新研究进展。了解这些前沿分子生物学技术必将有助于开拓学生们的视野，是医学生开展基础医学研究所必需的知识储备。

广东省自然科学杰出青年基金(2016A030306005)、2019 年厦门大学本科教材出版资助项目以及 2019 年厦门大学一流本科课程建设计划项目资助了本书的出版。本书编写者都是在基础研究和教学工作第一线的教师，他们凭借丰富的教学经验，在工作之余不辞辛劳、夜以继日地完成了这本教材的编写。但由于编写者学识水平有限，加之分子生物学技术的发展日新月异，本教材难免存在错漏和缺憾之处，敬请使用本教材的广大师生和科技工作者评述赐正。

金光辉

2019 年 11 月

目　　录

绪　　论

一、医学分子生物学实验课程目的和要求

医学分子生物学实验课程旨在让学生通过该课程的学习和训练,掌握该领域的基本知识、基本技能和基本方法,了解分子生物学这一新兴基础学科的研究发展、技术革新和最新成果,对分子生物学的研究领域、研究方法、临床应用等有一个完整的认识,为今后从事科学研究和医学工作奠定基础。

在分子生物学实验课上,学生需掌握实验操作中常用仪器的使用和工作原理,学会研究中实验方法的选择、原理和操作,学会实验资料的收集、整理和实验数据的处理,学会实验结果的分析、整理方法和实验报告的正确书写,了解最新研究动向和技术。通过实验课程的学习,加深对分子生物学理论知识的理解,提高科学思维能力和分析问题、动手解决问题的能力,培养严谨扎实的科研作风。

二、医学分子生物学实验室规则

(1)实验前必须认真预习实验相关内容,了解实验室各项规定并接受实验室安全知识培训。

(2)进入实验室内必须穿着实验工作服,穿不露脚趾的鞋子,长发应束起,书包等个人物品应存放于指定的书包柜内,食品等不能带入实验室内。未达到要求者严禁进入实验室。

(3)遵守课堂纪律,严禁迟到早退;认真进行实验操作,在实验室内保持安静,禁止大声喧哗、嬉笑打闹;严禁在实验过程中接打电话,玩手机等电子产品或做与本实验无关的事情。

(4)在实验过程中应时刻注意保持实验台面、实验室、仪器室等实验环境的整齐清洁。严禁吸烟、随地吐痰、乱扔纸屑杂物,禁止在实验室内喝水进食。

(5)爱护实验器材。使用前要熟悉器材操作步骤,严格按照说明规范操作各种仪器和使用各种器材。贵重仪器,如离心机、聚合酶链式反应(polymerase chain reaction,PCR)扩增仪、凝胶成像仪、电泳仪等必须经教师指导,熟练操作后才允许严格按照仪器

操作说明独自操作并做好详细的仪器运行记录。医学分子生物学实验中的特种设备,如高压灭菌器等须由持有特种设备作业人员证的人员进行操作,严禁无证人员私自操作。损坏实验物品应及时报告老师并按规定进行赔偿。

(6)实验室内有毒、易燃、易爆、腐蚀性和贵重药品应严格按照使用说明谨慎操作,定点存放,专人保管,必要时必须实行双人双锁。领用要登记,使用要记录。易燃气体和药品应远离火源。配制好的试剂要标注好试剂名称、浓度、配制时间、配制者等详细信息并妥当存放。学生在使用试剂时要严格根据老师提供的试剂使用方法进行试剂操作,严禁在不了解试剂特性的情况下私自改变试剂的使用操作方法,以免影响实验结果甚至引起实验事故。在接触有毒、有害试剂时,要提前佩戴手套、口罩,做好防护工作。

(7)在实验污染区,如核酸电泳区内操作时要做好个人防护,佩戴实验手套。做到器材专用,区域内操作,污染废弃物应丢弃于专用废弃物桶中,防范污染扩大。

(8)实验中产生的废液、废弃物要弃于指定的废液缸、废液桶、垃圾桶中。玻璃实验器材破损后要将破碎玻璃存放于指定的碎玻璃收集箱中,不能丢弃于普通垃圾桶中;实验过程中的尖锐废弃物,如注射器针头等要统一收集于锐器盒中,严禁随意丢弃;实验废液要倾倒于指定的废液桶中,统一回收处理;实验微生物及接触实验微生物的相关器材要经过高压灭菌处理;实验动物尸体要收集于指定的冰柜中,并交由实验动物中心统一处理。

(9)实验中意外处理。如学生出现个人原因导致的身体不适或对试剂材料产生过敏反应等情况,应及时报告老师,暂停实验并适当安排休息,情况严重的应及时就医;如出现被玻璃割伤、实验动物咬伤等情况要及时报告老师,到实验室急救点进行伤口消毒处理、包扎,严重的要及时就医;如出现火灾情况,轻微火灾可及时采用灭火器进行扑灭,严重的要及时撤离实验室内人员并报告相关实验室负责人,同时报火警。

(10)实验结束后,按"6S"实验室管理标准整理好实验器材,做到仪器定位,公用试剂耗材归位并按要求摆放;各个实验小组和大组的实验物品,请按要求整齐摆放于收纳盒中后再存放于抽屉或实验柜中并上锁;实验凳整齐摆放于定位线内。

(11)值日生实验后做好实验室、仪器室卫生,及时清扫地板,整理台面物品(图0-2-1)。实验室清出的垃圾和试剂要分别倒入垃圾桶和废液桶中。打扫完毕后卫生工具归位于卫生区并摆放整齐。离开实验室前必须切断电源和关闭其他应关闭的仪器设备。注意防火、防盗、防灾。注意清除安全隐患,提高安全意识,注意关水、关灯、关电、锁门。

(12)实验室物品为实验专用,不得挪作他用或占为私有。任何人未经批准,不得擅自将实验室的器材、药品等拿出实验室私藏或供私人使用。

(13)实验室日常按照"6S"管理标准进行维护管理,即做到:1S——整理(seiri),

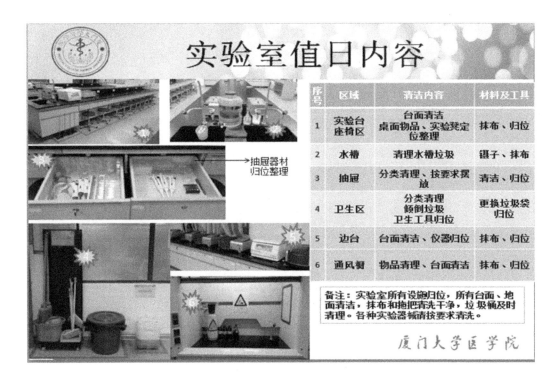

图 0-2-1　实验室值日内容

2S——整顿（seiton），3S——清扫（seiso），4S——清洁（seiketsu），5S——素养（shitsuke），6S——安全（safety）。老师和学生应养成良好规范的实验习惯，提升实验安全防范意识。

三、实验操作及实验报告要求

（一）实验操作要求

（1）实验课前应认真预习实验内容，熟悉实验目的、实验原理、操作步骤以及实验注意事项。必须在了解操作步骤和实验流程后才能进行实验操作。

（2）实验过程中严谨操作、认真完成实验。实验合作者需要共同完成实验，严禁一个小组内仅一个成员进行实验操作。

（3）实验中要严格遵守实验室规则，按照说明书与教师指导使用仪器、器材和试剂。实验过程中要注意实验室安全。

（4）实验过程中要认真观察实验现象，准确、清楚、完整地记录实验现象、实验结果和数据。

（二）实验报告要求

（1）实验结束后，应及时整理实验数据，分析总结实验结果，书写实验报告。实验记录需使用专用实验报告本，不可使用单片纸或草稿记录。

（2）实验报告要求语言准确精练、表述流畅。

（3）实验报告严格按照如下格式和内容书写（表0-3-1）：

表0-3-1　实验报告格式与内容

实验报告封面	实验报告首页及活页
①课程名称	①实验名称
②姓名	②实验日期、实验合作者
③学号	③实验目的
④专业年级	④实验原理
⑤学年学期	⑤实验对象
	⑥实验器材
	⑦实验方法和步骤
	⑧实验结果
	⑨实验分析讨论
	⑩实验小结

（4）书写实验报告时，各项内容要求如下：

①实验目的要明确。

②实验原理应阐述清楚、完整。

③实验对象与器材包括实验所用的实验动物、细胞或组织、重要的实验试剂、仪器设备和器材等。所用到的实验材料要写完整。

④实验方法和步骤严格按照实际实验操作流程书写，要有条理地详细记录，不要盲目地抄写实验指导上的方法与步骤。

⑤实验结果中应包括实验现象、实验结果和实验数据。实验数据的处理要严谨，不能随意篡改。数据图表要有图名和表名，图名位于图下方，表名位于表格上方。图表需大小合适、标注清晰。图表内容和所包含的信息必须在实验结果中使用流畅、简洁的语言表达出来。

⑥实验分析讨论是对实验过程与实验方法步骤的关键环节、实验设计的认识体会、实验结果、实验异常现象、实验思考题的分析。

⑦实验小结是对实验做出的总结和结论。

四、医学分子生物学实验课程安排

分子生物学研究中常用的实验技术，涵盖了从原核细胞到真核细胞的操作，从脱氧核糖核酸（deoxyribonucleic acid，DNA）到核糖核酸（ribonucleic acid，RNA）再到蛋白质的实验。实验安排如表 0-4-1 所示。

表 0-4-1　医学分子生物学实验课程安排

基因组 DNA 操作技术

实验一　真核细胞染色体 DNA 的分离制备

实验二　DNA 样品的检测

实验三　多聚酶链式反应（PCR）

实验四　Southern 印迹杂交

实验五　PCR－RFLP 技术分析基因的多态性

DNA 质粒操作技术

实验六　碱变性法小量制备质粒 DNA

实验七　大肠杆菌感受态细胞的制备与重组质粒的转化

实验八　DNA 的限制性酶切

实验九　琼脂糖凝胶中 DNA 片段的分离和回收

实验十　质粒 DNA 的连接和转化

RNA 操作技术

实验十一　真核细胞 RNA 的制备

实验十二　逆转录 PCR

实验十三　Northern 印迹杂交

实验十四　real-time RT-PCR 检测基因的表达丰度

蛋白质操作技术

实验十五　外源基因在大肠杆菌中的诱导表达和检测

实验十六　蛋白质的定量分析

实验十七　Western 印迹杂交

（金光辉　陈小芬　林　筱）

第一部分　基因组脱氧核糖核酸(DNA) 操作技术

实验一　真核细胞染色体DNA的分离制备

一、实验目的

通过实验学习从血液中制备染色体脱氧核糖核酸(DNA)的方法。

二、实验原理

双链 DNA 是非常惰性的化学物质。它潜在的反应基团隐藏在中央螺旋内,并经氢键紧密连接。它的碱基对外侧被磷酸和糖形成的强大的环层所保护,这种保护因内在的碱基堆积力而进一步加强。尽管双链 DNA 在化学上是稳定的,但它在物理上仍是易碎的。高分子 DNA 长而弯曲,仅具有极微的侧向稳定性,因而容易受到最柔和的流体剪切力的伤害。双链 DNA 在溶液中随机卷曲,并由于碱基堆积力和 DNA 骨架上磷酸基团间的静电排斥力而变得黏滞。由吸液、振荡、搅拌所导致的水流对黏滞的盘绕物产生的拖拉力能切断 DNA 的双链。DNA 分子越长,断裂所需的力越弱。因此,基因组 DNA 分子质量越大,获得的难度也相应增加。大于 150 kb 的 DNA 分子易于被常规分离基因组 DNA 过程中产生的力所切断。

真核细胞染色体 DNA 的提取过程一般包括破碎真核细胞,去除蛋白质、糖类等污染,纯化分离 DNA 等步骤。破碎真核细胞的物理方式包括超声破碎法、匀浆法、液氮破碎法、Al_2O_3 粉研磨法等,但这些物理操作均可导致 DNA 链的断裂。为获得大分子量的 DNA,一般采取蛋白酶 K(proteinase K)和去污剂温和处理法。在乙二胺四乙酸(ethylenediamine tetraacetic acid,EDTA,螯合二价阳离子以抑制脱氧核糖核酸酶活性)存在的情况下,用蛋白酶 K 消化真核细胞或组织,用去污剂[如月桂基硫酸钠(sodium dodecyl sulfate,SDS]溶解细胞膜并使蛋白质变性。核酸通过有机溶剂抽提进行纯化,去除蛋白质常用苯酚、氯仿抽提,但反复的抽提操作也会使对 DNA 链的剪切机会增加。污染的 RNA 通过核糖核酸酶(RNase)消化清除,小分子量物质也可用透析方法去除。由于真核细胞染色体 DNA 较大，在操作中应注意动作轻柔，并在低温条件下操作。

要求提取的基因组 DNA 纯度高，不含蛋白质、糖类、酚、氯仿等污染，得率高，DNA相对完整，可应用于 PCR 分析、基因文库构建、基因序列检测等研究。

应注意有许多商业化试剂盒可用于纯化基因组 DNA。根据不同的实验要求，可选择不同的实验方法制备真核细胞染色体 DNA。

本方法首先利用红细胞裂解液裂解红细胞，再利用白细胞裂解液裂解白细胞，释放细胞核染色体 DNA，用蛋白酶 K 水解蛋白质后再利用有机溶剂苯酚-氯仿-异戊醇抽提。在高盐条件下，用乙醇沉淀 DNA，再用 70% 乙醇洗除沉淀中的盐分，即可获得染色体 DNA。

三、实验材料

（一）实验试剂

(1) 红细胞裂解液：

$$\left\{\begin{array}{lll} KHCO_3 & 1\ g & (10\ mmol/L) \\ NH_4Cl & 8.3\ g & (155\ mmol/L) \\ EDTA \cdot Na_2 & 37\ mg & (0.1\ mmol/L) \end{array}\right.$$

(2) 白细胞裂解缓冲液（lysis buffer）：

$$\left\{\begin{array}{lll} 10\ mmol/L & Tris\text{-}Cl & (pH\ 8.0) \\ 0.1\ mmol/L & EDTA & (pH\ 8.0) \\ 0.5\%\ (m/v) & SDS & \end{array}\right.$$

(3) ACD 抗凝液：

$$\left\{\begin{array}{ll} 柠檬酸 & 0.48\ g \\ 枸橼酸钠 & 1.32\ g \\ 右旋葡萄糖 & 1.47\ g \end{array}\right.$$

加水至 100 mL

使用时每 6 mL 新鲜血液加 1 mL ACD 液

(4) 酚-氯仿-异戊醇（体积比为 25 : 24 : 1）。

(5) 70% 乙醇。

(6) TE 缓冲液（Tris-EDTA buffer，TE buffer）。

(7) RNA 酶（RNase）。

(8) 琼脂糖。

(9) TAE 电泳缓冲液（Tris-乙酸盐-EDTA 缓冲液）。

(10)磷酸缓冲盐溶液(phosphate buffer saline,PBS)。

(二)组织细胞

动物血液样品,将 20 mL 新鲜血液与 3.5 mL ACD 抗凝液混匀,于 0℃下保存数天或－70℃下长期冻存,备用。

(三)实验设备

(1)电泳设备。

(2)紫外分光光度计。

(3)凝胶成像系统。

四、实验方法和步骤

(1)将 1 mL 抗凝储冻血液置于室温下溶解。

(2)往管中加入 3 mL 红细胞裂解液,轻摇数次,置冰上 5 min,期间间歇摇动几次,观看管底沉淀,悬浮沉淀。

(3)4000 r/min,室温离心 5 min,弃上清。

(4)往管中加入 3 mL 红细胞裂解液,轻摇几次后,置冰上 5 min,期间摇几次,观看管底沉淀,摇动试管,悬浮沉淀。

(5)4000 r/min 离心 5 min,弃上清。

(6)重复步骤(4)(5)四五遍(视红细胞洗净程度而定),直到出现明显白色沉淀。

(7)用 1×PBS 3 mL 洗涤所得沉淀。

(8)4000 r/min 离心 5 min,弃上清。

(9)每管中加入 500 μL 白细胞裂解缓冲液,重悬细胞,加入 20 μL 蛋白酶 K (20 mg/mL),混匀后置 55℃水浴 1 小时,至溶液清亮(澄清)。

(10)利用苯酚-氯仿-异戊醇(500 μL)、氯仿(500 μL)分别抽提一次,每次抽提后 10000 r/min 离心 10 min,取上清(用剪刀将枪头剪去 3 mm,不要吸入有机相)。

(11)往上清中加入 2 倍体积冰预冷无水乙醇和 0.1 倍体积的 3 mol/L NaAc。置于冰上 30 min 或－20℃过夜。

(12)12000 r/min,4℃离心 10 min,弃上清。

(13)用 1 mL 70％乙醇洗涤沉淀一两次,12000 r/min,4℃离心 5 min,弃上清。

(14)室温干燥沉淀 5 min。

(15)加入 100 μL 无菌水(double distilled water,DDW),37℃水浴至 DNA 溶解。

(16)取样品 10 μL,用 0.8％琼脂糖凝胶电泳鉴定样品。

相对完整的染色体 DNA 在电泳图中只出现一条分子量较大的条带,不会出现条带弥散现象。

(17)取样品 10 μL,稀释 100 倍,测 A_{260} 和 A_{280},计算 DNA 浓度。

五、注意事项

(1)步骤(10)中吸上清必须使用粗吸头(微量移液枪的枪头剪去尖端,并用火烧一下,使之圆钝),避免机械剪切力对 DNA 链的损伤。

(2)为了获得高分子量的 DNA,操作中必须防止混匀、抽提及沉淀时发生剧烈机械振荡,以免造成 DNA 的断裂。

(3)如含有 RNA,可用 100 ng/mL 的 RNase 在 37℃下水解半小时。

(4)对于新血液,取 ACD 或 EDTA 抗凝,10 mL 全血中加 3.3 mL ACD 或 1 mL EDTA。

六、思考题

(1)实验中影响染色体 DNA 完整性的因素有哪些?如何减少这些因素对 DNA 完整性的影响?

(2)如何判断提取的染色体 DNA 样品的质量?

(陈小芬)

实验二　DNA 样品的检测

一、实验目的

(1)学习琼脂糖凝胶电泳检测 DNA 的纯度、构型、含量以及分子量的大小。

(2)掌握分光光度法测定 DNA 浓度和纯度的技术方法。

二 、实验原理

测定 DNA 浓度和纯度的方法通常为琼脂糖凝胶电泳法和紫外分光光度法。

(一) 琼脂糖凝胶电泳法

核酸经凝胶电泳后,核酸分子与溴化乙锭(ethidium bromide,EB)结合,吸收 300～360 nm 波长的紫外光,同时诱发出波长为 590 nm 的红橙色荧光。当 DNA 样品在琼脂糖凝胶中电泳时,琼脂糖凝胶中的溴化乙锭插入 DNA 分子中形成荧光络合物,使 DNA 发射的荧光增强几十倍。而荧光的强度正比于 DNA 的含量,如将已知浓度的标准样品做琼脂糖凝胶电泳对照,就可以比较出待测样品的浓度。只需要 5～10 ng DNA 即可用凝胶成像系统记录实验结果并鉴定样品。

在凝胶电泳中,DNA 分子的迁移速率与分子量的对数值成反比关系。质粒 DNA 样品用单一切点的内切酶酶切后与已知分子量大小的标准 DNA 片段进行电泳对照,观察其迁移距离,就可获知样品的分子量大小。凝胶电泳不仅可以分离不同分子量的 DNA,也可以鉴别分子量相同但构型不同的 DNA 分子。例如,在抽提质粒 DNA 过程中,由于各种因素的影响,超螺旋的共价闭合环状结构的质粒 DNA(superhelix circular DNA,SC-DNA)的一条链断裂,变成开环状分子(open circular DNA,OC-DNA)。如果两条链发生断裂,就变成线性状(linear,L)分子。这三种构型的分子有不同的迁移率。在一般情况下,超螺旋迁移速度最快,其次为线状分子,最慢的为开环状分子。当提取的质粒 DNA 样品中含有染色体 DNA 或 RNA,在琼脂糖凝胶电泳上也可以分别观察到不同的电泳区带,由此可以分析样品的纯度。

DNA 分子在琼脂糖凝胶中泳动时,有电荷效应与分子筛效应。前者由分子所带净电荷量的多少而定,后者则主要与分子大小及其构型有关。DNA 分子在高于其等电点的溶液中带负电荷,在电场中向正极移动。在用电泳法测定 DNA 分子大小时,应当尽量减少电荷效应。增加凝胶的浓度可以在一定程度上降低电荷效应，使分子的迁移速度主要由分子受凝胶阻滞程度的差异所决定，以此提高分辨率。同时适当降低电泳时的电压，也可使分子筛效应相对增加而提高分辨率。

（二）紫外分光光度法

组成 DNA 的碱基均具有一定的吸收紫外线特性，最大吸收值在波长为 $250\sim270$ nm 之间。这个物理特性为测定核酸溶液浓度提供了基础。根据经验数据，纯净 DNA 的 A_{260}/A_{280} 的比值为 1.8，纯净 RNA 的 A_{260}/A_{280} 的比值为 2.0。制备的 DNA 样品 A_{260}/A_{280} 应该为 $1.7\sim1.8$，制备的 RNA 样品 A_{260}/A_{280} 应该大于 2.0。然而由于各种原因，在实验过程中制备的 DNA 样品或 DNA 初提物中含有各种杂质，影响其质量并可能干扰后续的操作，因此需要对样品进一步纯化。在生物技术实验中，粗提取的 DNA 样品需分离纯化，去除蛋白质等杂质，需要将最终的结果在琼脂糖凝胶或聚丙烯酰胺凝胶上进行电泳（PAGE）观察，判断我们实验的正确性以及 DNA 片段的完整性。同时通过紫外分光光度计测定 A_{260}、A_{280} 的吸收值，以确定 DNA 的浓度和纯度。

如果制备的 DNA 样品 $A_{260}/A_{280}<1.7$，说明样品中含酶和蛋白质过高，应将样品用酚、氯仿、异戊醇抽提，再用乙醇沉淀 DNA；如果 $A_{260}/A_{280}>2$，说明样品中 RNA 过高，可用 RNase 消化后，用酚、氯仿、异戊醇抽提，再用乙醇沉淀 DNA；如果样品 A_{260}/A_{280} 为 $1.8\sim2.0$，说明样品中盐的含量过高，样品沉淀后可用 70% 乙醇多洗一遍。RNA 样品含有蛋白质会使 A_{260}/A_{280} 比值下降。

DNA 浓度的计算根据朗伯—比尔定理（$E=abc$）计算。根据经验，对于双链 DNA（double strands DNA，dsDNA），1 $A_{260}=0.050$ $\mu g/\mu L$ DNA，即在 $A_{260}=1$ 时，双链 DNA 的含量为 50 $\mu g/mL$；对于单链 DNA（single strand DNA，ssDNA）和 RNA，1 $A_{260}=40$ $\mu g/mL$ DNA；对于合成的较短 DNA 引物和单链寡核苷酸，1 $A_{260}=20$ $\mu g/mL$ DNA。

三、实验材料

（一）实验样品
DNA 分子量标准样品（marker），DNA 样品。

（二）仪器和设备
稳定电泳仪、电泳槽装置、凝胶成像系统、紫外分光光度计。

（三）试剂
$6\times$ loading buffer、1 mg/mL EB（溴化乙锭）、电泳缓冲液、琼脂糖、酚-氯仿-异戊醇（25：24：1）、3 mol/L NaAc（pH 5.2）、无水乙醇、70% 乙醇、TE buffer、RNase。

四、实验方法和步骤

（1）取 DNA 粗制样品，加入 RNase 至终浓度 10 $\mu g/mL$，37 ℃反应 1 小时。

(2)加入酚-氯仿-异戊醇(25：24：1)等体积抽提1~3次,取上清。

(3)加入1/10倍体积3 mol/L NaAc(pH 5.2),2倍体积无水乙醇混匀,置于室温下30~60 min。

(4)15000 r/min,离心10 min。

(5)DNA沉淀用冰预冷的70%乙醇洗2次,开盖37 ℃干燥10 min(使乙醇挥发)。

(6)加入100 μL TE buffer,37 ℃水浴至沉淀溶解。

(7)取10 μL DNA母液稀释至1000 μL,在紫外分光光度计上测A_{260}和A_{280}。计算样品DNA浓度,判断DNA样品纯度。

(8)选择合适的电泳仪和水平式电泳槽,调节电泳槽平面至水平,检查稳压电源与正负极的线路。

(9)将电泳板置于制胶器中或用玻璃胶带封好制胶板两端,防止浇板时出现渗漏。选择孔径大小适宜的点样梳,垂直架在电泳板负极的一端,使点样梳底部电泳板水平面的距离为0.5~1.0 mm。

(10)制备琼脂糖凝胶:按照被分离DNA分子的大小,决定凝胶中琼脂糖的百分含量(表1-2-1)。称取琼脂糖,溶解在电泳缓冲液中,大电泳槽约160 mL凝胶液,小电泳槽约35 mL凝胶液,置微波炉或水浴锅中加热,至琼脂糖全部溶化。

(11)待凝胶溶液冷至50 ℃左右时,在凝胶溶液中加入EB(终浓度0.5 μg/mL),摇匀,轻轻倒入电泳板上,除去气泡。

表1-2-1 DNA分子的大小与琼脂糖凝胶浓度

琼脂糖的含量/%	分离线状DNA分子的有限范围/kb
0.3	60~5
0.6	20~1
0.7	10~0.8
0.9	7~0.5
1.2	6~0.4
1.5	4~0.2
2.0	3~0.1

(12)待凝胶冷却凝固后(约30 min),在电泳槽内加入电泳缓冲液,大电泳槽约需1200 mL,小电泳槽约180 mL。从制胶器取出电泳板,放入电泳槽,然后小心取出点样梳,保持点样孔的完好,去除孔内气泡。

(13)往待测的DNA样品中,加1/5体积的溴酚蓝指示剂点样缓冲液(6×loading buffer)。如果待测样品体积太小,需用电泳缓冲液稀释,再加1/5体积的溴酚蓝指示剂点样缓冲液,如体积10 μL的样品与2 μL的溴酚蓝指示剂点样缓冲液,混匀后小心地进行点样,记录点样顺序和点样量。

（14）打开电源,DNA 的迁移速度与电压成正比,与琼脂糖含量有关。最高电压不超过 5 V/cm(大电泳槽不超过 200 V,小电泳槽不超过 150 V)。

（15）电泳时间由实验的具体要求而定,在电泳途中可用紫外灯直接观察,DNA 各条条带分开后,可以结束电泳,一般为 20 min 至 2 小时。取电泳凝胶块直接用凝胶成像系统成像和分析。

五、注意事项

（一）琼脂糖的质量

琼脂糖(agarose)是以质量较好的琼脂作原料制成的。琼脂是由琼脂糖和琼脂胶组成的复合物。琼脂胶是一种含有硫酸根和羟基的多糖。它具有离子交换性质,这种性质会给电泳带来电渗作用的不良影响,因而必须去除干净。所谓琼脂糖的质量不过关,就是说琼脂糖内含有较高比例的琼脂胶。琼脂糖是一种直链多糖,是由 D-半乳糖和 3,6-脱水-L-半乳糖的残基交替排列组成的线性多聚糖。由于链状琼脂糖分子相互以氢键交联,因此与琼脂一样能形成凝胶。琼脂糖带有亲水性,不含有带电荷的基团,不引起DNA 变性,又不吸附被分离的物质,因此它是一种很好的凝胶剂。

（二）DNA 分子的迁移率

影响 DNA 分子在电泳中的迁移率的因素是多方面的,除了取决于 DNA 分子大小与构型外,还有琼脂糖的浓度、电压大小、缓冲液 pH 值、电泳时的温度等。为了精确测定其分子量的大小,采用以下措施:

（1）每次测定时,要有已知分子量的 DNA 片段作为标准,进行对照。

（2）选择最合适的电泳条件。

（3）提高分子筛效应,降低电荷效应。

（三）EB 染色

EB 是核酸的显色剂,使用 EB 对 DNA 染色有 3 种方法:

（1）在制胶中与电泳缓冲液中同时加入 EB。

（2）只在胶中加入 EB,在电泳缓冲液中不加。这样可减少操作时双手受 EB 污染的可能。

（3）在电泳结束后,取出凝胶,放在含有 EB 的电泳缓冲液或 DDW 中浸染 10～30 min。

（四）溴酚蓝指示剂缓冲溶液的作用

含有 50％蔗糖,可增加上样 DNA 溶液的密度,以确保 DNA 样品沉入点样孔内,起DNA 电泳时的前沿指示剂作用。一般溴酚蓝的电泳迁移位置相当于 300～400 bp 双链

13

线状 DNA。

（五）点样量

点样量太高易产生拖尾与弥散现象,导致样品迁移速度减慢。点样量太少,分辨不清,影响结果。

（六）EB 使用注意事项

EB 为强诱变剂,剧毒,操作时要带一次性手套,并在专区间操作。用过的手套要及时将手套顺手翻过来,使有 EB 的面朝里,沾上 EB 的废液和器皿不能随便丢弃,要用专门方法处理后丢弃。

（七）其他

(1)测定光吸收值时,用稀释 DNA 样品的溶液作为对照。

(2)选择稀释要适当,应在检测范围之内。

六、思考题

(1)为了获得清晰的 DNA 样品电泳图,在琼脂糖凝胶电泳过程中应该注意哪些问题?

(2)如何选择测量 DNA 的合适的稀释倍数?

(3)为什么需要对 DNA 进行纯化?

（陈小芬）

实验三　多聚酶链式反应（PCR）

一、实验目的

(1)掌握 PCR 反应的原理和操作方法。

(2)熟悉 PCR 反应条件的优化和注意事项以及 PCR 引物设计的基本原则。

二 、实验原理

多聚酶链式反应（polymerase chain reaction,PCR）技术是 20 世纪 80 年代中期发展起来的一种体外扩增特异 DNA 片段的技术。此法操作简便,可在短时间内在试管中获得数百万个特异的目的 DNA 序列的拷贝。PCR 技术虽然问世仅数年时间,但它迅速渗透到分子生物学的各个领域,引起了生物技术发展的一次革命,目前已在分子克隆、目的基因检测、遗传病的基因诊断、法医学、考古学等方面获得广泛的应用。

PCR 技术实际上是在模板 DNA、引物和 4 种脱氧核糖核苷酸存在的条件下依赖于 DNA 聚合酶的酶促反应。双链 DNA 分子经高温变性后解链成两条单链 DNA,它们都可以作为单链模板 DNA(该过程称为变性)。在低温条件下互补寡聚核苷酸(即引物)可以和模板 DNA 配对结合(该过程称为退火)。单链 DNA 在互补寡聚核苷酸的引导下,可以利用 DNA 聚合酶特性,在合适温度条件下以 dNTPs 为底物,按 5'→3'方向复制出互补 DNA(该过程称为延伸)。这时单链 DNA 称为模板 DNA(template),寡聚核苷酸片段称为引物(primer),合成的互补(complementary)DNA 称为产物 DNA。在模板 DNA、DNA 聚合酶、合适的反应缓冲液(含 Mg^{2+})、过量的引物和底物 dNTPs 的体系中可以重复变性、退火和延伸这一循环,并且在重复过程中,前一循环的产物 DNA 可以作为后一轮循环的模板 DNA 继续合成 DNA,使产物 DNA 的量按 2^n 方式扩增。比如 30 次循环后的 DNA 的量增加 $10^{6\sim7}$ 倍。

PCR 技术的特异性取决于引物和模板 DNA 结合的特异性。在实际操作中,模板 DNA 一般在 94 ℃变性形成单链 DNA。根据模板 DNA 设计引物并根据模板分子和引物结合情况确定退火温度,一般在 50～65 ℃范围内。使用从嗜热杆菌中提取的耐热性 Taq DNA 聚合酶,延伸温度为 72 ℃,因为 Taq DNA 聚合酶的最适反应温度为 72 ℃。循环次数一般为 30～35 个。成功的 PCR 反应要具备很好的特异性和相当的扩增效率,

要达到此目的,PCR 反应需注意以下问题:

(1)DNA 模板:反应中 DNA 量在 50～200 ng,且 DNA 纯度应较高,以增加反应特异性。

(2)dNTPs:反应体系中浓度为 100～200 μmol/L。

(3)Mg^{2+}:Mg^{2+} 是 Taq 酶的辅基,浓度在 2.0 mmol/L 左右,浓度太低则 Taq 酶活力降低,太高则反应特异性降低。

(4)引物:根据目的基因两侧设计特定序列。引物约 20 个碱基,G＋C 含量在 40％～70％之间,引物内部不能有回文序列,引物 3'端不能互补。

(5)Taq 酶:它是从嗜热杆菌提取的耐热性 DNA 聚合酶,在 95 ℃处理 30 min 后还有 50％活力。

(6)变性温度:在 93～95 ℃之间使模板充分变性。

(7)复性温度:55 ℃左右,此温度选择是根据模板和引物配对结合强弱而定,它是反应特异性的决定因素。

(8)延伸温度:70～72 ℃,为 Taq 酶最适反应温度。

三、实验材料

(一)实验试剂

(1)10 × buffer:500 mmol/L KCl。

(2)100 mmol/L Tris-HCl:pH 9.0。

(3)0.1％ agarose gel。

(4)1％ TritonX-100。

(5)$MgCl_2$:25 mmol/L。

(6)dNTPs:2.5 mmol/L each。

(7)上游引物 p38-forward（CGCGGATCCATGGACTACAAGGACGATGATG,BamH I）:50 μmol/L。

(8)下游引物 p38-reverse（CCGCTCGAGTCAGGACTCCATTTCTTCTTGG,Xho I）:50 μmol/L。

(9)模板 DNA(质粒 pCDNA3-p38):50 ng/μL。

(10)Taq DNA polymerase:5 U/μL。

(二)实验仪器

PCR 仪、凝胶成像系统、电泳系统、加样器。

四、实验方法和步骤

(1)向无菌的 500 μL Enppendorf 管中依次加入以下溶液:

模板 DNA(质粒 pCDNA3-p38)	1.5 μL
5 ×Tag reaction buffer	10 μL
dNTPs(2.5 mmol/L each)	1 μL
p38-Forward	1 μL
p38-Reverse	1 μL
Taq DNA polymerase	0.5 μL
DDW（H_2O）	36 μL
总体积	50 μL

(2)将上述反应体系溶液混匀,离心收集溶液。

(3)在 PCR 仪上按以下反应程序进行 PCR 循环反应。

反应程序:第一步:95 ℃,2 min

第二步:95 ℃,45 s

第三步:60 ℃,45 s   } 30 个循环

第四步:72 ℃,60 s

第五步:72 ℃,5 min

第六步:4 ℃,2 h

(4)取 5 μL 反应液加 1 μL 6× loading buffer 进行 1.5%琼脂糖凝胶电泳。

(5)在凝胶成像系统上观察记录实验结果,并估计 PCR 扩增产物分子量。

五、注意事项

(1)使用 PCR 仪时,设置反应程序要确保正确,确保 PCR 仪运行程序正确后才能离开。

(2)反应结束后要及时从 PCR 仪取出反应样品。

六、思考题

(1)PCR 基本原理和反应程序是什么?

(2)如何确定 PCR 扩增产物分子量?

(3)进行一次成功的 PCR 反应要注意哪些问题?

(4)PCR 反应产物中出现非特异性条带(产物)的原因是什么? 如何克服?

（陈小芬）

实验四 Southern 印迹杂交

一、实验目的

掌握 Southern 印迹法的原理与操作方法。

二、实验原理

利用 Southern 印迹法(图 1-4-1)可进行克隆基因的酶切、图谱分析、基因组中某一基因的定性及定量分析、基因突变分析、限制性片断长度多态性(restricted fragment length polymorphisms,RFLP)分析等。通常,先利用胶体电泳分离脱氧核糖核酸(DNA)样本中各种不同大小的分子。不同大小的分子在胶体电泳之后,会分离而散布在胶体上的不同位置。接着,可以利用虹吸作用把这些 DNA 分子转染到一个薄膜上,经由 DNA 变性使它们的双链结构分开。因为双股 DNA 已经固定在薄膜上,所以它们

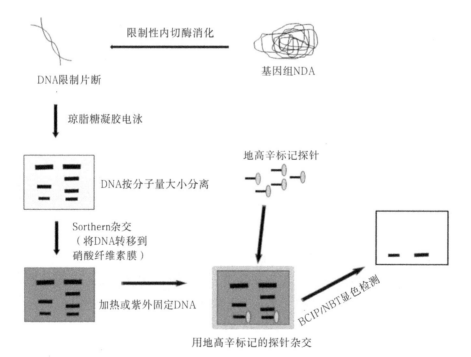

图 1-4-1 Southern 印迹法流程

变性后无法再形成双股螺旋；然后将上述薄膜暴露在杂交探针（probe）里，让探针和DNA杂交（hybridize）；最后观察结果。探针是被会产生放射线或可以产生颜色、荧光的物质标记的单股 DNA 或核糖核酸（RNA）片段。薄膜上可以侦测到放射性或者荧光信号的位置，就是含有可以与探针核酸序列进行偶合的脱氧核糖核酸样本散布的位置。

Southern 印迹杂交技术包括两个主要过程：首先，将待测定核酸分子通过一定的方法转移并结合到一定的固相支持物（硝酸纤维素膜或尼龙膜）上，即印迹（blotting）；然后，固定于膜上的核酸与同位素标记的探针在一定的温度和离子强度下退火，即分子杂交过程。该技术是 1975 年由英国爱丁堡大学的 E. M. Southern 首创的，Southern 印迹杂交因此而得名。

早期的 Southern 印迹是将凝胶中的 DNA 变性后，再经毛细管的虹吸作用，将其转移到硝酸纤维膜上。近年来，印迹方法和固定支持滤膜都有了很大的改进，印迹方法有电转法、真空转移法等；滤膜则发展出了尼龙膜、化学活化膜（如 APT、ABM 纤维素膜）等。

三、实验材料

（一）实验试剂

（1）DIG Random Labeling Mix（高效）。

（2）0.25 mol/L HCl。

（3）变性液：0.5 mol/L NaOH，1.5 mol/L NaCl。

（4）中和液：0.5 mol/L Tris-HCl，pH＝7.4，3 mol/L NaCl。

（5）20×SSC：0.3 mol/L 枸橼酸钠（柠檬酸钠），3 mol/L NaCl。

（6）2×SSC：0.03 mol/L 柠檬酸钠，0.3 mol/L NaCl。

（7）standard buffer：5×SSC，0.1％（W/V）N-Lauroylsarcosine，0.02％（W/V）SDS，1％ Blocking Reagent。

（8）standard buffer 50％ formamide：50％ formamide（deionized），5×SSC，0.1％（W/V）N-lauroy lsarcosine，0.02％（W/V）SDS，2％ Blocking Reagent。

（9）high SDS buffer：7％ SDS，50％ formamide（deionized），5×SSC，2％ Blocking Reagent，50 mmol/L sodium pHospHate，0.1％ N-Lauroylsarcosine。

（10）wash solution Ⅰ：2×SSC，0.1％SDS。

（11）wash solution Ⅱ：0.5×SSC，0.1％SDS。

（12）Anti-DIG-AP 碱性磷酸酶标记抗地高辛单抗体。

（13）BC/NBT 储备液。

（14）冲洗液：0.1 mol/L Tris-HCl，0.15 mol/L NaCl，pH＝7.5。

(15)封闭液:1% Blocking Reagent/ 0.1 mol/L Tris-HCl,0.15 mol/L NaCl。

(16)显色缓冲液:0.1 mmol/L Tris-HCl,0.1 mol/L NaCl,pH=9.5。

(17)TE 缓冲液:10 mmol/L Tris,1 mmol/L EDTA,pH=8.0。

四、实验方法和步骤

(一)探针的标记

(1)用灭菌去离子蒸馏水稀释 1 μg DNA 至总体积 16 μL。

(2)DNA 热变性:把 DNA 置于沸水中水浴 10 min,然后迅速插入碎冰中 3 min 以上。

(3)加 4 μL DIG Random Labeling Mix(高效),混匀后再离心 2000 r/min×5 min。

(4)置于 37℃下反应至少 2 h。时间越长,标记探针的产量越高。延长反应时间至 20 h 可明显增加地高辛标记 DNA 的产量。应根据需要控制反应时间。

(5)加入 2 μL EDTA 以终止反应,对原位杂交和膜反应杂交来说,标记反应可告结束,将上述反应液置于-20℃保存至少一年,且可反复使用。

(二)Southern 转移

首先利用限制性内切酶将 DNA 消化,再配备一定浓度的琼脂糖凝胶(必须是高纯度和核酸级),电泳后经溴化乙锭染色并在紫外灯下照相后,将需要转移的琼脂糖凝胶切下,放入搪瓷盘中,然后进行下面的步骤。

(1)将凝胶浸入 0.25 mol/L HCl 中 10 min。HCl 处理的作用主要是通过嘌呤使 DNA 分子断裂,因而有利于高分子量 DNA 的转移,但不能处理过长时间。要转移全部小于 10 kb 的 DNA 片段时可省略此步骤。

(2)进入变性液之前,用蒸馏水漂洗 20~30 min。

(3)把凝胶浸入变性液中,室温浸泡 15 min×2 次。

(4)蒸馏水漂洗凝胶 2 次。

(5)把凝胶浸入中和液中,室温浸泡 15 min ×2 次。

(6)处理凝胶的同时,切一张同样大小的硝酸纤维素膜。硝酸纤维素膜事先用 2× SSC 浸泡。剪两张滤纸和吸水用的粗滤纸。注意不要用手直接触及膜面。

(7)准备转移用容器和支架,容器中放入 20×SSC。支架上搭滤纸桥使溶液能够虹吸上来。

(8)依次放:处理好的凝胶、硝酸纤维素膜、吸水纸、玻璃板、500~1000 g 适量重物(注意:检查 pH 值,用硝酸纤维素膜时 pH<9;要确保各层间没有气泡,否则会发生局部绝缘,导致气泡处的 DNA 难以吸附到膜上)。

(9)室温转移 12~20 h。

20

（10）取出转移膜，用 2×SSC 漂洗数次，以去除可能吸附在膜上的凝胶。

（11）固定：可选择下述方法之一进行 DNA 固定。

①紫外线固定：使用长波紫外线照射 10～20 min，简单漂洗后干燥备用。

②尼龙膜置于 120℃×30 min。

③硝酸纤维素膜置于普通烘箱中 65～70℃×3～4 h。

（三）Southern 杂交

印迹杂交成功的关键因素之一在于选择杂交液。应通过预实验来选择合适的杂交液。另一个比较重要的因素是标记探针的浓度，一般选择 5～25 ng/mL，应通过模拟杂交实验来选择合适的探针浓度。

（1）将转移好的硝酸纤维素膜装入塑料袋中，每边各留 2～4 mm 孔隙。在角上剪开一个小口灌注杂交液，从切口处赶走气泡，用封膜机封口，浸入水浴中。

（2）根据不同预杂交液，采用不同的温度预杂交 4～20 h；standard buffer，预杂交温度 65～68℃；standard buffer 50%formamide，37～42℃；high SDS buffer，37～42℃。

（3）使用双链 DNA 探针时，沸水浴 10 min 以变性探针，然后迅速插入冰中。按模拟杂交实验所确定的探针浓度将适量探针加入预杂交液中，配成杂交液，一般浓度为 5～25 ng/mL。按每 100 cm² 膜加入至少 3.5 mL 配制杂交液。

（4）使用和预杂交相同的杂交温度，一般杂交 16～20 h。

（5）杂交结束后，取出杂交袋，将杂交液倒入带盖试管中，储存于-20℃下以备下次使用，至少可以保存一年。再次使用之前应在冻融之后，加热至 95℃×10 min 以变性探针。杂交液如含有 50%甲酰胺，则在 65℃变性 10 min 即可。

（6）取出杂交膜，用 wash solution Ⅰ 洗 5 min×3 次。

（7）保温冲洗：用 wash solution Ⅱ 于 68℃冲洗 15 min×2 次。

（四）BCIP/NBT 显色检测法

（1）经过杂交及杂交后的冲洗之后，将膜置于冲洗液中平衡 1 min。

（2）用干净的杂交袋或平皿，封闭液室温封闭至少 60 min。

（3）用封闭液 1：（2500～5000）稀释 Anti-DIG-AP，例如 2 μL Anti-DIG-AP 加至 5～10mL 封闭液中（根据染色情况而调整）。稀释液 4℃可稳定 12 h 左右。

（4）加 Anti-DIG-AP，37℃×60 min 轻摇。

（5）用冲洗液洗 15 min×3 次，每次 100 mL。

（6）按 1：50 配制底物显色液：如 100 μL"BCIP/NTP 储备液"加至 5 mL 显色缓冲液中，未用完的显色剂应避光保存。

（7）用显色缓冲液 20 mL 平衡 2 min 后倒掉。

（8）将膜及显色剂封在塑料袋中，加 100 mL 底物显色液（100 cm²）开始避光显色。

一般数分钟内即开始出现颜色,显色过程可以持续 12 h(时间过长,背景增高)。避免震动,以免出现颜色带的移位。

(9)当所需要的显色点或带出现之后,用蒸馏水漂洗以终止反应。结果可以进行照相记录;也可以直接保存于 TE 中,在此情况下,颜色长期不退;或将膜干燥,使颜色消退,但若将膜放置于 TE 中,显色会重新出现。

五、注意事项

(1)转膜必须充分,要保证 DNA 已转到膜上。

(2)杂交条件及漂洗是保证阳性结果和背景反差对比好的关键。

(3)洗膜不充分会导致背景太深,洗膜过度又可能导致假阴性。

(4)实验操作中包含有毒物质,必须注意环保及安全。

六、思考题

(1)简述 Southern 印迹杂交的实验原理。

(2)Southern 印迹杂交在分子生物学领域的应用有哪些?

(李　程)

实验五　PCR-RFLP技术分析基因的多态性

一、实验目的

通过本实验学习采用 PCR-RFLP 方法进行 ABO 血型分型。

二 、实验原理

剪切扩增多态性序列标记位点（cleaved amplification polymorphism sequence-tagged sites，CAPS）技术又称为 PCR-RFLP，即限制性片段长度多态性聚合酶反应技术。由于特定位点的碱基突变、插入或缺失数量很少，多态性难以检测，PCR-RFLP 是用特异设计的 PCR 引物扩增目标 DNA，再对相应 PCR 扩增片段进行酶切处理，以检测其多态性。CAPS 标记需使用内切酶，这增加了研究成本，限制了该技术的广泛应用。

PCR-RFLP 的基本原理是用 PCR 扩增目的 DNA，再用特异性内切酶将扩增产物消化切割成不同大小片段，直接在凝胶电泳上分辨。不同等位基因的限制性酶切位点分布不同，产生不同长度的 DNA 片段条带。此项技术大大提高了目的 DNA 的含量和相对特异性，而且方法简便，分型时间短。

三、实验材料

（一）实验试剂

DNA（50 ng/μL）、引物Ⅰ和Ⅱ（20 μmol/L）、Taq DNA 聚合酶（5 U/μL）、10×PCR 反应缓冲液、dNTP（2.5 mmol/L）、灭菌蒸馏水、液状石蜡、限制性内切酶 MspⅠ（20 U/μL）、10×酶切缓冲液、3％的琼脂糖凝胶、5×TAE、6×上样缓冲液、DNA marker、溴化乙啶贮存液（EB）（10 mg/mL）。

（二）实验设备

PCR 仪、紫外透射仪、微量加样器（20 μL、200 μL）、枪头（20 μL、200 μL）、离心管（1 mL、0.5 mL）、容器盒、恒温水浴箱、琼脂糖凝胶电泳装置、烧杯、保鲜膜、封口膜、浮漂、微波炉、250 mL 三角烧瓶、透明胶带、托盘天平、台式高速离心机。

四、实验方法和步骤

（1）采用 EDTA 抗凝的 A、B、O 血型三份，根据实验一的方法提取总 DNA。

(2)采用两对引物对目的产物进行扩增,引物顺序为:

引物 1F　5'—TGGGCGTGGAGATCCTGAC—3'

引物 1R　5'—GCACCGACCCCCCGAAGA—3'

引物 2F　5'—GACCGCACGCCTCTCTCCA—3'

引物 2R　5'—ACCTTTCCCATCTACCCTCT—3'

PCR 体系:

总 DNA	2 μg (1.5 μL)
5×Tag reaction buffer	10 μL
dNTPs(2.5 mmol/L each)	1 μL
引物 1/2F	1 μL
引物 1/2R	1 μL
Taq DNA polymerase	0.5 μL
DDW（H$_2$O）	36 μL
总体积	50 μL

(3)将上述两个 PCR 体系混匀,离心收集溶液。

(4)在 PCR 仪上按以下反应程序进行 PCR 循环反应。

引物对 1 反应程序:第一步:94 ℃, 2 min

第二步:94 ℃,50 s

第三步:59 ℃,50 s ⎫

第四步:72 ℃,90 s ⎭ 30 个循环

第五步:72 ℃,5 min

第六步:4 ℃,2 h

引物对 2 反应程序:第一步:94 ℃,2 min

第二步:94 ℃, 50 s

第三步:52 ℃,50 s ⎫

第四步:72 ℃,90 s ⎭ 30 个循环

第五步:72 ℃,5 min

第六步:4 ℃,2 h

(5)取 30 μL PCR 产物进行酶切,引物对 1 所获得的 PCR 产物为 165 bp,采用 Alu I 进行酶切;引物对 2 所获得的 PCR 产物为 296 bp,采用 Kpn I 进行酶切。

(6)酶切 1h 后,采用 3% 琼脂糖凝胶对酶切产物进行检测。B 型血在引物对 1 所获得的 PCR 产物中酶切产生 119 bp 的片段。O 型血在引物对 2 所获得的 PCR 产物中酶切产生 249 bp 的片段。

五、注意事项

(1)酶切反应要进行彻底,以保证实验结果的判断准确。

(2)所获得 PCR 产物及酶切产物片段较短,使用较高浓度的琼脂糖胶进行分离,跑胶需充分,以保证酶切产物完全分离。

(3)酶切后所产生的 49 bp 小片段由于分子量过小,在跑胶过程中丢失,无法从琼脂糖胶上观测到。

六、思考题

(1)简述 PCR-RFLP 的原理。

(2)与其他单核苷酸多态性(single nucleotide polymorphism,SNP)鉴定方法相比,PCR-RFLP 具有哪些优缺点?

(廖 怿)

第二部分 质粒脱氧核糖核酸(DNA) 操作技术

实验六 碱变性法少量制备质粒 DNA

一、实验目的

本实验要求掌握最常用的提取基因工程中运载基因的载体——质粒 DNA 的碱变性法。

二 、实验原理

质粒(plasmid)是染色体外能够进行自主复制的遗传单位,包括真核生物的细胞器和细菌细胞中染色体以外的 DNA 分子,在基因工程中,质粒常被用作基因的载体,1952年由莱德伯格(Lederburg)正式命名为质粒。质粒能在细菌中垂直遗传并且赋予宿主细胞一些表型,是比病毒更简单的原始生命。质粒通过细菌的结合作用,从雄性体转移到雌性体,是细菌有性繁殖的性因子。现在习惯上用来专指细菌、酵母菌、放线菌等生物中染色体以外的 DNA 分子。许多细菌除了染色体外,还有大量很小的环状 DNA 分子,这就是质粒。有些质粒称为附加体(episome),这类质粒能够整合进细菌的染色体中,也能从整合位置上切离下来成为游离于染色体外的 DNA 分子。

目前,已发现有质粒的细菌有几百种,已知的绝大多数的细菌质粒都是闭合环状 DNA 分子(covalently closed circle DNA,cccDNA)。细菌质粒的相对分子质量一般较小,约为细菌染色体的 $0.5\% \sim 3\%$。根据相对分子质量的大小,大致上可以把质粒分成大小两类:较大一类的相对分子质量在 40×10^6 以上,较小一类的相对分子质量在 10×10^6 以下(少数质粒的相对分子质量介于两者之间)。每个细胞中的质粒数量主要取决于质粒本身的复制特性。按照复制性质,可以把质粒分为两类:一类是严紧型质粒,严紧型质粒复制需要一个质粒编码的蛋白,质粒的拷贝数不能通过氯霉素等蛋白合成抑制剂来增加。当细胞染色体复制一次时,质粒也复制一次,每个细胞内只有 1 个或 2 个质粒;另一类是松弛型质粒,松弛型质粒的复制不需要质粒编码的功能蛋白,完全依赖于宿主

26

提供的半衰期较长的酶。即使蛋白质的合成受抑制,质粒的复制依然能够进行。当抑制蛋白质合成并阻断细菌染色体复制的氯霉素等抗生素存在时,质粒的拷贝数可达2000～3000拷贝。在染色体复制停止后质粒仍然能继续复制,每一个细胞内一般有20个左右的质粒。一般分子量较大的质粒属严紧型,分子量较小的质粒属松弛型。质粒的复制有时和它们的宿主细胞有关,某些质粒在大肠杆菌内的复制属严紧型,而在变形杆菌内则属松弛型。

质粒的应用:大多数基因工程使用松弛型质粒。严紧型质粒用来表达一些可使宿主细胞受毒害致死的基因。质粒的特点使质粒成为携带外源基因进入细菌中扩增或表达的重要媒介物,这种基因运载工具在基因工程中具有极广泛的应用价值。

在基因工程中,经常选择人工构建的质粒作为载体。人工构建的质粒可以集多种具使用价值的特征于一体,如含多种单一酶切位点、抗生素耐药性等。常用的人工质粒运载体有 pBR322、pSC101 等。pBR322 含有抗四环素基因(Tcr)和抗氨苄青霉素基因(Ampr),并含有 5 种内切酶的单一切点。如果将 DNA 片段插入 EcoR1 切点,不会影响两个抗生素基因的表达。但是如果将 DNA 片段插入 HindⅢ、BamHⅠ或 SaIⅠ酶切位点,就会使抗四环素基因失活。这时,含有 DNA 插入片段的 pBR322 将使宿主细菌抗氨苄青霉素,但对四环素敏感。没有 DNA 插入片段的 pBR322 会使宿主细菌既抗氨苄青霉素又抗四环素,而没有 pBR322 质粒的细菌将对氨苄青霉素和四环素都敏感。pSC101 与 pBR322 相似,只是没有抗氨苄青霉素基因和 PstⅠ切点。质粒运载体的最大插入片段约为 10 kb(kb 表示千碱基对)。

从大肠杆菌中分离质粒 DNA 的方法众多,目前常用的有碱变性法、煮沸法、SDS 法和羟基磷灰石层析法等。各分离方法是依据宿主菌株类型、质粒分子大小、碱基组成及结构等特点加以选择的,其中碱变性法既经济,收得率又高,提取的质粒 DNA 可直接用于酶切、连接与转化。

碱变性法提取质粒 DNA 是基于染色体 DNA 与质粒 DNA 的变性与复性的差异而达到分离目的。在 pH 2.0～12.6 碱性环境中,细菌的线性大分子量染色体 DNA 氢键断裂,双螺旋结构解开而变性。质粒 DNA 的大部分氢键也断裂,但超螺旋共价闭合环状质粒 DNA 的两条互补链不会完全分开。当用 pH 4.8 的 NaAc 高盐缓冲液将 pH 调至中性时,变形质粒 DNA 又恢复原来的构型,质粒 DNA 为可溶状态,保存在溶液中。而染色体 DNA 之间交联不能复性,形成缠连的不溶性网状结构,细胞碎片、大部分DNA、蛋白质和大分子 RNA 在去污剂 SDS 的作用下形成沉淀,通过离心可除去。小部分染色体 DNA、RNA 及蛋白质质粒 DNA 尚在上清中,再用酚氯仿抽提进一步纯化质粒 DNA。

三、实验材料

(一)实验试剂

(1)LB 培养基(胰化蛋白胨 10 g,酵母提取物 5 g,NaCl 10 g,调 pH 至 7.5,定容 1000 mL)。

(2)0.1 mol/L NaCl、10 mmol/L Tris-Cl(pH 8.0)、1 mmol/L EDTA、Amp 50 mg/mL、酚、氯仿、RNase、琼脂糖、TE[10 mmol/L Tris-HCl(pH 8.0)、1 mmol/L EDTA]、溶菌酶 10 mg/mL(用 10 mmol/L Tris-Cl,pH 8.0,新鲜配制)。

(3)溶液Ⅰ——溶菌液:

50 mmol/L 葡萄糖,25 mmol/L Tris-Cl(pH 8.0),10 mmol/L EDTA,2 mg/mL 溶菌酶。

①溶菌酶:是糖苷水解酶,能水解菌体细胞壁的主要化学成分肽聚糖中的β-1,4糖苷键,因而具有溶菌作用。其最适 pH 为 8.0。

②葡萄糖:增加溶液的黏度,维持渗透压,防止 DNA 受机械力作用而降解。

③EDTA:螯合 Mg^{2+}、Ca^{2+} 等金属离子,抑制 DNase 对 DNA 的降解作用。另外,EDTA 的存在利于溶菌酶的作用,因为溶菌酶的反应要求有较低的离子强度的环境。

(4)溶液Ⅱ——NaOH-SDS 液:0.2 mol/L NaOH,1%SDS。

①NaOH:DNA 在 pH 大于 5、小于 9 的溶液中是稳定的。但当 pH>12 或 pH<3 时,就会引起双链之间的氢键解离而变性。溶液Ⅱ中的 NaOH 浓度为 200 mmol/L,加到提取液中时,该系统的 pH 就高达 12.6,因而促使染色体 DNA 与质粒 DNA 的变性。

②SDS:SDS 是离子型表面活性剂。它的主要功能是溶解细胞膜上的脂质和蛋白,因而溶解膜蛋白破坏细胞膜;解聚细胞中的核蛋白;SDS 能与蛋白质结合成为 R—O—SO_3—…R^+—蛋白质复合物,使蛋白质变性而沉淀下来。

(5)溶液Ⅲ——3 mol/L NaAc(pH 4.8)溶液:

5 mol/L KAC 10 mL,冰醋酸 11.5 mL,水 28.5 mL。

NaAc 的水溶液呈碱性,为了调节 pH 至 4.8,必须加入大量的冰醋酸,所以该溶液实际上是 NaAc-Hac 的缓冲液。用 pH 4.8 的 NaAc 是为了把 pH 12.6 的提取液调回至 pH 中性,使变性的质粒 DNA 能够复性,并稳定存在。而高盐的3 mol/L NaAc 可以中和核酸上的电荷,减少相斥力,有利于变性的大分子染色体 DNA、RNA 互相聚合而沉淀下来,同时钠盐与 SDS-蛋白复合物作用后,能形成较小的钠盐形式复合物,使沉淀更完全。

(6)预冷的无水乙醇:

乙醇能以任意比例和水相混溶,乙醇与核酸不会起任何化学反应,对 DNA 很安全,因此是理想的 DNA 沉淀剂。DNA 溶液中 DNA 是以水合状态稳定存在的，当加入乙醇时，乙醇会夺去 DNA 周围的水分子，使 DNA 失去水而易于聚合。

（二）菌种

过夜培养大肠杆菌 DH-5α。

（三）实验设备

接种针，1 mL 移液管，Eppendorf 管，牛皮纸，吸头，冰块，纱布盖，线绳，微量移液器，涡流混合器，低温高速离心机。

四、实验方法和步骤

（1）挑取琼脂糖培养板上的单菌落至 5 mL LB 培养液中（含 Amp 50 μg/mL），37 ℃，225 r/min 摇荡培养过夜。

（2）取 1.5 mL 培养液至 Eppendorf 管中，12000 r/min，4 ℃离心 30 s，弃上清，用 1 mL STE 悬浮菌体，再离心回收菌体，并重复一次，弃上清，取沉淀。

（3）将细菌沉淀悬浮于 100 μL 预冷溶液Ⅰ中，加入 10 μL 溶菌酶（10 mg/mL），振荡均匀，冰上放置 1 min。

（4）加入 200 μL 溶液Ⅱ，盖严管盖轻柔颠倒 5 次以混合内容物，冰上放置 3 min。

（5）加入 150 μL 溶液Ⅲ，温和振荡数次，冰上放置 5 min。

（6）12000 r/min，4 ℃离心 5 min，转移上清至另一个 Eppendorf 管中。

（7）加入等体积酚/氯仿（1∶1），振荡混匀，12000 r/min，4 ℃下离心 2 min，转移上清至另一个 Eppendorf 管中。

（8）加入 2 倍体积冰预冷无水乙醇，振荡混匀，室温放置 15 min。

（9）12000 r/min，4 ℃离心 5 min。

（10）弃上清，加入 1 mL 冰预冷 70％乙醇振荡漂洗沉淀。12000 r/min，4℃离心 2 min。

（11）弃上清并尽量吸除液体，打开管盖，室温放置 5 min。

（12）加入 50 μL TE（含无 DNase 的 RNase 20 μg/mL）溶解管内 DNA 沉淀。

（13）取 10 μL 质粒 DNA 样品，用 TE 稀释至 1000 μL，测定 A_{260}、A_{280}，计算 A_{260}/A_{280} 比值，判断样品质量。

（14）取样品 10 μL 加 2 μL 6×loading buffer 于 1 ％琼脂糖凝胶中电泳，电泳凝胶在凝胶成像系统上成像。

（15）按照以下公式计算最后所得质粒的量。

$$双链 DNA 样品浓度（\mu g/\mu L）= OD_{260} \times 核酸稀释倍数 \times 50/1000$$

$$RNA 样品浓度（\mu g/\mu L）= OD_{260} \times 核酸稀释倍数 \times 40/1000$$

在波长 260 nm 紫外光下,1 OD 值的吸光度相当于双链 DNA 浓度为50 μg/mL;单链 DNA 为 37 μg/mL;RNA 为 40 μg /mL。

五、注意事项

(1)该实验最重要的是去掉染色体 DNA。在全部提取过程中,只有一次机会去除染色体 DNA,其关键步骤是加入溶液Ⅱ和溶液Ⅲ时,控制变性与复性操作时机,既要使试剂与染色体 DNA 充分作用使之变性,又要使染色体 DNA 不断裂成小片段,从而能与质粒 DNA 相分离。这就要求试剂与溶菌液要充分摇匀,摇动时用力要适当。一般加入溶液Ⅰ时可用力振荡几次,因为此时细菌还没有与溶菌酶完全作用,染色体 DNA 尚未释放出来,不必担心其分子断裂。加入 SDS 以后,必须注意不能过分用力振荡,但又必须保证溶液混合充分,可上下颠倒 Eppendorf 管数次,直至混匀。

(2)加入溶液Ⅰ之前,注意将离心管倒扣过来,使培养基完全流出。

(3)加入溶液Ⅱ 5 min 后,如果溶液不变黏稠,实验不能继续做下去,要检查所用的试剂是否正确,数量是否符合,待找出原因改正后才可继续进行下去。否则,提取到最后,将得不到质粒 DNA 或收率极低。

(4)加入乙醇沉淀 DNA 时,要把离心管盖上盖子倒翻摇动几次,注意只有水相和乙醇之间没有分层现象之后,才可以将其放到冰箱中去沉淀 DNA。

(5)提取过程应尽量在低温环境中进行,蛋白质的去除以酚/氯仿混合效果最好,可以采取多次抽提,尽量将蛋白质除干净。在沉淀 DNA 时通常使用冰乙醇,在低温条件下放置可使 DNA 沉淀完全。同时,反应中加入的盐浓度一定要控制好,当加入的盐溶液浓度太低时,只有部分 DNA 形成 DNA 钾盐而聚合,这样就造成 DNA 沉淀不完全;当加入的钾溶液浓度太高时,其效果也不好。在沉淀的 DNA 中,由于过多的盐杂质存在会影响 DNA 的酶切等反应,因此必须进行洗涤或重沉淀。一般情况下是以加入的最终浓度达 0.1~0.25 mol/L 为宜。

(6)从细菌沉淀中或核酸沉淀中去除上清液时,一定要彻底,不能留有残余。

(7)实验过程中所用的器皿、吸头等都要进行高压灭菌。

(8)用 70% 的乙醇溶液洗涤核酸沉淀时一定要十分小心,防止将核酸同洗液一起去掉。

六、思考题

(1)要得到高质量质粒样品,用碱变性法少量提取质粒时要注意什么事项?

(2)溶液Ⅰ、溶液Ⅱ和溶液Ⅲ的作用是什么?在实验中分别加入上述溶液后反应体系出现的现象及其成因是什么?

（3）酚/氯仿抽提时 DNA 溶液体系会出现什么现象？为什么？

（4）沉淀 DNA 时为什么要用无水乙醇及在高盐、低温条件下进行？

（5）如何通过电泳分析判断得到的质粒 DNA 的质量？

（6）如果质粒 DNA 中残留蛋白质或 RNA，电泳后会出现什么结果？

（李　程）

实验七 大肠杆菌感受态细胞的制备与重组质粒转化

一、实验目的

（1）了解感受态细胞生理特性及制备条件，掌握大肠杆菌感受态细胞制备方法。

（2）掌握质粒 DNA 转化大肠杆菌的方法，了解转化的条件和利用抗性筛选选择阳性菌落的原理。

二、实验原理

重组 DNA 分子体外构建完成后，必须导入特定的宿主（受体）细胞，使之无性繁殖并高效表达外源基因或直接改变其遗传性状，这个导入过程及操作统称为重组 DNA 分子的转化。在基因克隆技术中，转化特指将质粒 DNA 或以其为载体构建的重组 DNA 导入细菌体内，使之获得新的遗传特性的一种方法。它是微生物遗传、分子遗传、基因工程等研究领域的基本实验技术之一。在原核生物中，转化是一个较普遍的现象，在细胞间转化是否发生，一方面取决于供体菌与受体菌两者在进化过程中的亲缘关系，另一方面还与受体菌是否处于某种特定的感受状态有着很大的关系。

所谓的感受态，即指受体（或者宿主）最易接受外源 DNA 片段并实现其转化的一种生理状态，它是由受体菌的遗传性状所决定的，同时也受菌龄、外界环境因子的影响。受体细胞经过一些特殊方法（如电击法，$CaCl_2$ 等化学试剂法）处理后，其细胞膜的通透性发生变化，成为能容许外源 DNA 分子通过的感受态细胞。感受态形成后，细胞生理状态会发生改变，出现各种蛋白质和酶，负责供体 DNA 的结合和加工等。细胞表面正电荷增加，通透性增加，形成能接受外来 DNA 分子的受体位点等。进入细胞的 DNA 分子通过复制、表达实现遗传信息的转移，使受体细胞出现新的遗传性状。

超级感受态：指采用不同操作让细菌能接受外源 DNA 的能力更强，转化效率更高。超级感受态一般用于建库，需要得到大量的转化子时使用，如筛突变文库等。一般转质粒、转连接产物用普通的感受态即可。

目前，对感受态细胞能接受外来 DNA 分子的本质看法不一。主要有两种假说：

（一）局部原生质体化假说

细胞表面的细胞壁结构发生变化，即局部失去细胞壁或局部溶解细胞壁，使 DNA

分子能通过质膜进入细胞。证据有：

（1）发芽的芽孢杆菌容易转化。

（2）大肠杆菌的原生质体不能被噬菌体感染，却能受噬菌体 DNA 转化。

（3）适量的溶菌酶能提高转化率。

（二）酶受体假说

感受态细胞的表面形成一种能接受 DNA 的酶位点，使 DNA 分子能进入细胞。证据是：

（1）蛋白质合成的抑制剂如氯霉素，可以抑制转化作用。

（2）细胞分裂过程中，一直有局部原生质化，但感受态只在生长对数期的中早期出现。

（3）分离到感受态因子，能使非感受态细胞转变为感受态细胞。

大肠杆菌的转化常用化学法（$CaCl_2$ 法），该法最先是由科恩（Cohen）于 1972 年发现的。其原理是细菌处于 0 ℃、$CaCl_2$ 的低渗溶液中，菌细胞膨胀成球形，转化混合物中的 DNA 形成抗 DNase 的羟基-钙磷酸复合物黏附于细胞表面，42℃短时间热冲击处理促使细胞吸收 DNA 复合物。在丰富培养基上生长数小时后，球状细胞复原并分裂增殖。被转化的细菌中的重组子基因得到表达，在选择性培养基平板上，可选出所需的转化子。Ca^{2+} 处理的感受态细胞，其转化率一般能达到 $5 \times 10^6 \sim 2 \times 10^7$ 转化子/微克质粒 DNA，可以满足一般的基因克隆试验的使用。如在 Ca^{2+} 的基础上，联合其他的二价金属离子（如 Mn^{2+}、Co^{2+}）、二甲基亚砜（dimethylsulfoxide,DMSO）或还原剂等物质处理细菌，则可使转化率提高 100～1000 倍。该法简单、快速、稳定、重复性好，菌株适用范围广，感受态细菌可以在 -70℃下保存，因此被广泛用于外源基因的转化。

除化学法转化细菌外，还有电击转化法，电击法不需要预先诱导细菌的感受态，依靠短暂的电击，促使 DNA 进入细菌，转化率最高能达到 $10^9 \sim 10^{10}$ 转化子/μg 闭环 DNA。因操作简便，此法愈来愈为人们所接受。

三、实验材料

（一）实验试剂

（1）LB 培养基：胰化蛋白胨 10 g，酵母提取物 5 g，NaCl 10 g，调 pH 至 7.5，定容至 1000 mL。

（2）含 Amp 的 LB 固体培养板：将配好的 LB 固体培养基高压灭菌后冷却至 60℃左右，加入 Amp 储存液，使终浓度为 50 μg/mL，摇匀后铺板。

（3）100 mmol/ L $CaCl_2$、氨苄西林溶液（50 mg/mL）、质粒 DNA。

（二）菌种

大肠杆菌 Top10 或 DH-5α。

（三）实验设备

恒温振荡器、分光光度计、电动沉淀离心机、旋涡混合器、恒温培养箱、电热恒温水浴锅、恒温摇床、普通冰箱、Eppendorf 管、移液管、平皿、涂布棒、微量取样器、微波炉、三角烧瓶、试管、刻度离心管、酒精灯等。

四、实验方法和步骤

（一）感受态菌制备

（1）将受体大肠杆菌在平板上画线,置于恒温培养箱中 37 ℃培养过夜,挑取一个单菌落（直径 2~3 mm）接种于 3 mL LB 试管中,37 ℃摇床培养（200~300 r/min）过夜（约 16 h）,必要时在显微镜下镜检菌细胞是否形态一致,有无杂菌污染。

（2）无菌条件下用加样器吸取过夜培养液 1 mL,接种于新鲜的 LB 中（100 mL LB/250 mL 三角瓶,接种量按菌液浓度而定,一般在 1% 左右）,于 37 ℃恒温摇床培养 2~3 h。分光光度计测 OD_{550} 的光密度值,待 OD 值为 0.2~0.5 时,将培养液转入离心管中,冰上放置 20 min,3000 r/min 4 ℃离心 5~10 min。

（3）弃上清,将管倒置于干滤纸上 1 min 吸干残留的培养液。用预冷的0.1 mol/L的 $CaCl_2$ 溶液 30 mL 轻轻悬浮细胞,冰上放置 15~30 min 后,3000 r/min 4 ℃离心 10 min。

（4）4 ℃,4000 r/min 离心 10 min,弃上清,将管倒置于干滤纸上 1 min,吸干残留的培养液,加入含 10 % 甘油的 4 mL 预冷 0.1 mol/L $CaCl_2$ 溶液,轻轻悬浮细胞,冰上放置 5 min,即成感受态细胞悬液。

（5）将感受态细胞分装成 100 μL 的小份,置于 4 ℃保存备用,在 24~48 h 内使用效果较好。如果暂时不用,可保存于 -70 ℃的低温冰箱中。

注意事项：整个过程在冰上,轻柔操作。

（二）大肠杆菌转化

（1）从 -70 ℃冰箱中取出一管感受态细胞,放置冰上 10 min 缓慢融化。

（2）分别取 2 管 100 μL 感受态细胞悬液,第一组为转化实验组:10 μL 重组质粒 DNA+100 μL 感受态细胞。第二组为阴性对照组:加入同体积无菌水+100 μL 感受态细胞悬液。轻轻摇匀,冰上放置 30 min。

（3）将管放入 42 ℃恒温水浴中 90 s,迅速移到冰上冷却 2 min。

（4）向上述 Eppendorf 管中加入 0.8 mL LB 液体培养基（不含 Amp）,混匀后 37 ℃振荡培养 45~60 min,使细菌恢复正常生长状态,并表达质粒编码的抗生素抗性基因（Ampr）。

（5）将上述菌液摇匀后取 $100\sim200\ \mu L$ 涂布于含 Amp 的筛选平板上，正面向上放置 30 min，待菌液完全被培养基吸收后倒置培养皿，37℃培养 $12\sim16$ h。

（6）实验结果：如果转化成功，培养皿中可见散在的菌落。如果转化失败，培养皿上无菌落，或菌落布满如苔样，后者提示抗生素浓度不够或失效的可能。

五、注意事项

感受态细胞制备及转化中的影响因素：

（一）细胞的生长状态和密度

最好从 $-70℃$ 或 $-20℃$ 甘油保存的菌种中直接转接用于制备感受态细胞的菌液。不要用已经过多次转接及贮存在 4℃ 的培养菌液。细胞生长密度以每毫升培养液中的细胞数在 5×10^7 个左右为佳。即应用对数期或对数生长前期的细菌，可通过测定培养液的 OD_{600} 控制。对 TG1 菌株，OD_{600} 为 0.5 时，细胞密度在 5×10^7 个/毫升左右（应注意 OD_{600} 值与细胞数之间的关系随菌株的不同而不同）。密度过高或不足均会使转化率下降。此外，受体细胞一般应是限制—修饰系统缺陷的突变株，即不含限制性内切酶和甲基化酶的突变株，并且受体细胞应与所转化的载体性质相匹配。

（二）质粒 DNA 的质量和浓度

用于转化的质粒 DNA 应主要是超螺旋态的，转化率与外源 DNA 的浓度在一定范围内成正比，但当加入的外源 DNA 的量过多或体积过大时，转化率则会下降。一般来讲，DNA 溶液的体积不应超过感受态细胞体积的 5%，1 ng 的超螺旋 DNA 即可使 $50\ \mu L$ 的感受态细胞达到饱和。对以质粒为载体的重组分子而言，分子量大的转化效率低。实验证明，大于 30 kb 的重组质粒很难进行转化。此外，重组 DNA 分子的构型与转化效率也密切相关，环状重组质粒的转化率较分子量相同的线性重组质粒高 $10\sim100$ 倍，因此重组 DNA 大都构成环状双螺旋分子。

（三）试剂的质量

化合物及无机离子的影响：所用的 $CaCl_2$ 等试剂均应是最高纯度的，并用最纯净的水配制，分装保存于 4℃。在 Ca^{2+} 的基础上联合其他二价金属离子（如 Mn^{2+}、Co^{2+}）、DMSO 或还原剂等物质处理细菌，可使转化效率大大提高（$100\sim1000$ 倍）。

（四）防止杂菌和杂 DNA 的污染

整个操作过程均应在无菌条件下进行，所用器皿，如离心管、移液枪头等最好是新的，并经高压灭菌处理。所有的试剂都要灭菌，且注意防止被其他试剂、DNA 酶或杂 DNA 所污染，否则均会影响转化效率或杂 DNA 的转入。

（五）其他

整个操作均需在冰上进行，不能离开冰浴，否则细胞转化率将会降低。

六、思考题

(1)何为感受态细胞? 制备感受态细胞的理论依据及关键是什么?

(2)简述使用 $CaCl_2$ 制备细菌感受态细胞及转化的基本原理。

(3)如果 DNA 转化后,没有得到转化子或者转化子很少,都有哪些原因?

(4)如何提高转化效率?

(5)如果实验中阴性对照组本不该长出菌落的平板长出了一些菌落,将如何解释这种现象?

(李　程)

实验八 DNA 的限制性酶切

一、实验目的

（1）通过对 DNA 的酶切，学会根据目的基因和实验目的选择合适的载体与限制性内切酶，设计构建体外重组分子。

（2）掌握 DNA 的酶切技术。

二、实验原理

核酸限制性内切酶是一类能识别双链 DNA 中特定碱基序列的核酸水解酶。这些酶都是从原核生物中发现的，它们的功能类似高等动物的免疫系统，用于抗击外来 DNA 的侵袭。限制性内切酶以内切的方式水解核酸链中的磷酸二酯键，产生的 DNA 片段 5'端带磷酸基团，3'端为－OH。根据限制酶的识别切割特性、催化条件以及是否具有修饰酶活性可分为Ⅰ型、Ⅱ型、Ⅲ型三大类。Ⅱ型酶就是通常指的 DNA 限制性内切酶，它们能识别双链 DNA 的特异序列，并在这个序列内进行切割，产生特异的 DNA 片段；Ⅱ型酶分子量较小，仅需 Mg^{2+} 作为催化反应的辅助因子，识别顺序一般为 4～6 个碱基对的反转重复序列；Ⅱ型内切酶切割双链 DNA 产生 3 种不同的切口——5'端突出，3'端突出和平末端。正是得益于限制性内切酶的发现和应用，人们才得以在体外有目的地对遗传物质 DNA 进行改造，从而极大地推动了分子生物学的兴旺和发展。

酶切反应中应注意以下几个问题：

（一）内切酶

不应混有其他杂蛋白特别是其他内切酶或外切酶的污染；注意内切酶的识别位点和形成的黏性末端；内切酶的用量应根据内切酶的单位和 DNA 用量而定。通常 1 个酶单位(1U)指在适当的条件下，1 h 完全酶解 1 μg 特定 DNA 底物所需要的限制性内切酶量。使用中一般以 1 μg DNA 用 2～3 U 酶进行酶切为宜；同时内切酶体积不能超过反应体系的 10%，因内切酶中含 50% 甘油，体系中甘油超过 5% 会抑制内切酶的活力；内切酶操作应在低温下进行(冰上)；使用时防止操作过程中发生对内切酶的污染。

（二）DNA

作为内切酶的底物，DNA 应该具备一定的纯度，其溶液中不能含酚、氯仿、乙醚、

37

SDS、酒精等,这些因素的存在均可不同程度地影响限制性内切酶的活力。

(三)反应缓冲液

反应缓冲液主要由 Tris-HCl、NaCl、Mg^{2+} 组成,其中 Mg^{2+} 为内切酶的辅基;Tris-HCl 维持反应体系的 pH 值在 7.2～7.6 之间;不同的 NaCl 浓度形成 3 种级别的强度:低盐(10 mmol/L NaCl)、中盐(50 mmol/L NaCl)和高盐(100 mmol/L NaCl),不同的内切酶选择特定的反应缓冲液。

(四)酶解的温度和时间

大多数限制酶的反应温度为 37℃,如 EcoR Ⅰ、Hind Ⅲ、BamH Ⅰ、Pst Ⅰ 等,也有如 Bcl Ⅰ 需在 50℃ 下进行反应的例子。反应时间根据酶的单位与 DNA 用量之比来定,原则是酶:DNA＝2～3,12 h 即可充分酶解。

三、实验材料

(1)限制性内切酶:EcoR Ⅰ、Xba Ⅰ 和 Hind Ⅲ。

(2)DNA:λDNA 和质粒 pCDNA-p38。

(3)10×buffer H (37℃ pH 7.5):

$\qquad$ 90 mmol/L Tris・Cl

$\qquad$ 50 mmol/L NaCl

$\qquad$ 10 mol/L $MgCl_2$

(4)10×buffer E(37℃ pH 7.5):

$\qquad$ 6 mmol/L Tris・Cl

$\qquad$ 100 mmol/L NaCl

$\qquad$ 6 mol/L $MgCl_2$

$\qquad$ 1 mmol/L DTT

(5)10×BSA:1 mg/mL。

(6)无菌水。

四、实验方法和步骤

(1)按照以下体积和剂量将各试剂(注意限制性内切酶最后加入且在冰上操作)分别加入 Eppendorf 管中。

①EcoR Ⅰ、Xba Ⅰ 酶切质粒 pCDNA3-p38。

$\qquad$ 质粒 pCDNA3-p38 $\qquad$ 10 μL(1 μg)

$\qquad$ 10×buffer H $\qquad$ 2 μL

$\qquad$ 10×BSA $\qquad$ 2 μL

EcoR Ⅰ	1 μL
Xba Ⅰ	1 μL
H_2O	4 μL
总体积	20 μL

②HindⅢ酶切 λDNA。

λDNA	10 μL(1～5 μg)
10×buffer E	2 μL
10×BSA	2 μL
HindⅢ	1 μL
H_2O	10 μL
总体积	20 μL

(2)将反应体系充分混匀,并于台式离心机上短暂离心收集液体。

(3)将 Eppendorf 管置于 37℃ 水浴中反应 2～3 h。

(4)反应结束后 70 ℃ 灭活 15 min 或者加入乙二胺四乙酸(EDTA)至终浓度 10 mmol/L 以终止反应。

(5)取 20 μL 反应液加入 6×loading buffer 混匀于 1.2% 琼脂糖凝胶上 150 V 电泳,约 30 min。

(6)使用凝胶成像系统观察记录结果。

五、注意事项

(1)反应体系先加无菌水,再加其他组分。

(2)注意更换枪头,各种试剂和样品不可混合以免污染。

(3)一定条件下,时间越长,酶切越彻底。

六、思考题

(1)在整个酶切反应过程中应注意哪些问题?

(2)如何选择 DNA 和限制性内切酶的用量?

(3)反应体系中为何内切酶用量不能超过整个反应体系的 10%?

(陈小芬)

实验九　琼脂糖凝胶中 DNA 片段的分离和回收

一、实验目的

(1)掌握利用离心柱法从琼脂糖凝胶中分离回收 DNA 片段的原理和操作技术。

(2)了解其他几种方法的原理与操作技术。

二、实验原理

离心吸附柱纯化 DNA 的原理:在离心吸附柱内使用一种特殊的硅基质滤膜,这种滤膜在低 pH 值、高盐浓度(盐酸胍,NaI,NaClO$_4$ 等)存在的条件下,可以选择性吸附 DNA 片段,而蛋白质和其他杂质不会被吸附。再通过一系列的漂洗、离心等步骤将残留的引物、核苷酸、蛋白质等杂质去除。最后用低盐、高 pH 值的洗脱缓冲液将纯净的 DNA 从滤膜上洗脱下来。

使用硅基质膜的过滤吸附操作,大大简化了核酸纯化过程,提供了一种快速、高通量的纯化方式。除单管离心柱外,已经有 96 孔板、384 孔板等核酸纯化产品。目前,硅基质膜吸附法已经成为最主流的核酸分离纯化技术。该方法可以用于从琼脂糖凝胶中分离纯化 DNA 片段以及从 DNA 反应物中纯化目的 DNA 片段,如回收纯化 PCR 产物、酶切连接反应中的 DNA 片段,从探针制备反应中去除未标记上的核苷酸以及小的 DNA 片段(比如引物),DNA 浓缩、去盐及去除杂质。该方法分离回收的 DNA 片段纯度高,DNA 片段基本上不含 RNA、蛋白质及其他有机分子,可直接用于酶切、连接、探针制备、序列测定等;操作简便、快速、高效、安全,所需主要仪器是一架台式离心机,整个回收过程只需半个小时,回收率可达 70% 以上,不接触苯酚、氯仿等有害物质。

三、实验材料

(1)使用 TianGen 通用型 DNA 纯化回收试剂盒(Universal DNA Purification Kit)。

(2)溶胶液 PC。

(3)平衡液 BL。

(4)漂洗液 PW。

(5)洗脱缓冲液 EB。

(6)无水乙醇。

四、实验方法和步骤

（1）将切下胶块放入干净的 1.5 mL EP 管中，称重，以确定胶条的体积。若凝胶重为 0.1 g，其体积可视为 100 μL，则加入 100 μL 溶胶液 PC。

（2）向胶块中加入等倍体积的溶胶液 PC，50℃水浴放置 10 min，不断温和地上下翻转离心管，以确保胶块充分溶解。如有未溶解的胶块，可继续放置几分钟或补加一些溶胶液，直至胶块完全溶解。

（3）柱平衡步骤：向吸附柱 CB2 中（吸附柱放入收集管中）加入 500 μL 平衡液 BL，12000 r/min（～13400×g）离心 1 min，倒掉收集管中的废液，将吸附柱重新放回收集管中（平衡液 BL 的加入能够改善吸附柱的吸附能力并提高吸附柱的均一性和稳定性，消除高温/潮湿或其他不良环境因素对吸附柱造成的影响）。

（4）将上述第（2）步所得溶液加入平衡后的吸附柱 CB2 中（吸附柱放入收集管中），室温放置 2 min，12000 r/min（～13400×g）离心 1 min，倒掉收集管中的废液，将吸附柱 CB2 放入收集管中。

（5）向吸附柱 CB2 中加入 600 μL 漂洗液 PW（使用前先检查是否已加入无水乙醇），12000 r/min 离心 1 min，倒掉收集管中的废液，将吸附柱 CB2 放入收集管中。

（6）重复操作步骤（5）。

（7）将吸附柱 CB2 放回收集管中，12000 r/min 离心 2 min，尽量除尽漂洗液。将吸附柱 CB2 置于室温数分钟，彻底地晾干，防止残留漂洗液影响下一步实验。漂洗液中乙醇的残留会影响后续的酶反应（酶切、PCR 等）实验。

（8）将吸附柱 CB2 放到一个干净离心管中，向吸附膜中间位置悬空滴加 40 μL 洗脱缓冲液 EB，室温放置 2 min，12000 r/min 离心 2 min 收集 DNA 溶液。

（9）为了提高 DNA 的回收量，将步骤（8）离心得到的溶液重新加回离心吸附柱中室温放置 2 min，12000 r/min 离心 2 min，将 DNA 溶液收集到离心管中。

五、注意事项

（1）步骤（8）的洗脱体积不应小于 30 μL，体积过少会影响回收效率。洗脱液的 pH 值对洗脱效率有很大影响。若后续做测序，需使用双蒸水（ddH$_2$O）作为洗脱液，并保证其 pH 值在 7.0～8.5 范围内，pH 值低于 7.0 会降低洗脱效率；且 DNA 产物应保存在 −20℃下，以防 DNA 降解。DNA 也可以用缓冲液（10 mmol/L Tris-Cl，pH 8.0）洗脱。

（2）步骤（8）中，如果回收的目的片段＞4 kb，则洗脱缓冲液 EB 应置于 65～70℃水浴中预热。

六、思考题

(1)如何计算 DNA 回收率?

(2)如何判断回收 DNA 片段的纯度?

(陈小芬)

实验十 质粒DNA的连接和转化以及 DNA分子的体外连接

一、实验目的

(1) 了解重组DNA分子连接及转化大肠杆菌 (*Escherichia coli*, *E. coli*) 的原理与基本操作方法。

(2) 巩固 *E. coli* 感受态细胞制备和转化方法，了解提高转化效率的基本思路。

二、实验原理

已经获得目的基因片段后，选择恰当的（克隆或表达）载体，并确定重组方案后，下面要进行的就是DNA片段之间的体外连接，从而获得重组子。此重组子可转入相应的宿主菌中用于对目的基因的扩增以及目的基因的表达（如现代基因工程药物的生产），还可用于序列分析和转基因等重要生物技术的研究。

DNA分子的体外连接就是在一定条件下，由DNA连接酶催化两个双链DNA片段相邻的 5'端磷酸与 3'端羟基之间形成磷酸二酯键的生物化学过程。DNA分子的连接是在酶切反应获得同种酶互补序列基础上进行的。连接反应中有以下几个方面值得注意。

(一) DNA 连接酶

常用的 DNA 连接酶有两种：来自大肠杆菌的 DNA 连接酶和来自噬菌体的 T4 DNA 连接酶。二者的作用机理类似（图 2-10-1）。以 T4 DNA 连接酶为例，其作用分以下三步：①T4 DNA 连接酶与辅助因子 ATP 形成酶-ATP 复合物。②酶-ATP 复合物结合到具有 5'磷酸基和 3'羟基切口的 DNA 上，使 DNA 腺苷化。③产生一个新的磷酸二酯键，把缺口封起来。

(二) 连接反应的温度

DNA 连接酶的最适反应温度为 37℃，但在此温度下，黏性末端的氢键结合很不稳定。不同公司生产的 DNA 连接酶的最佳连接温度不同，对黏性末端与平末端的连接温度也不同。

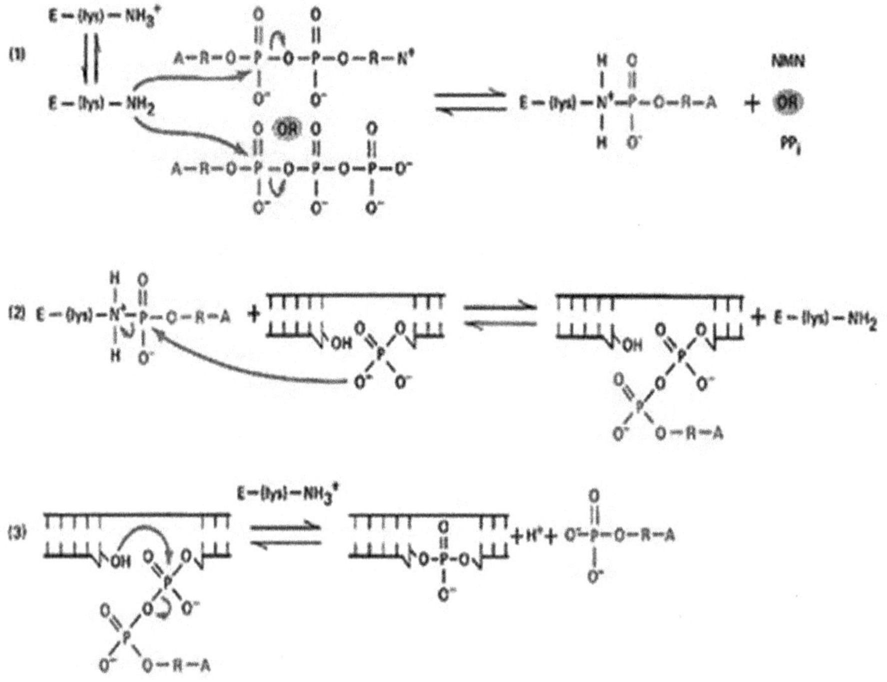

图 2-10-1　T4 DNA 连接酶作用机理

（三）内切酶产生的末端

由于内切酶产生的末端有平末端和黏性末端,因此连接反应中就有平末端和黏性末端连接,二者连接效率不同,黏性末端效率高,因而在底物浓度、酶浓度选择上是有差异的。

（四）DNA 自身连接

为了提高连接效率,一般采取提高 DNA 的浓度来增加重组子比例。这样就会出现 DNA 自身连接问题,对于单酶切和平末端的 DNA 片段尤其如此。为此,通常选择碱性磷酸酶处理质粒载体,除去其 5'端的磷酸基,防止环化,经连接反应后形成的缺口在转化细胞后得以修复(图 2-10-2)。

（五）结果检测

连接反应成功与否,最后的检测要通过下一步实验——转化宿主菌,阳性克隆筛选来确定。本实验以黏性末端为例操作。

酶-AMP 复合物同具有 3'端羟基和 5'端磷酸基团的缺口结合,AMP 同磷酸基团反应,并使其同 3'端羟基接触,产生出一个新的磷酸二酯键,从而使缺口封闭。

三、实验材料实验试剂

纯化后的酶切质粒载体和目的基因片段、DNA Ligation Mix(TaKaRa Bio 公司)。

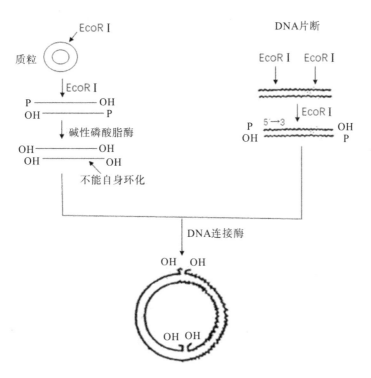

图 2-10-2　碱性磷酸酯酶处理线性化质粒 DNA,防止其自身环化

四、实验方法和步骤

(1)在无菌 Eppendorf 管中加入以下溶液。

线性化载体 pCDNA3(EcoR Ⅰ 和 Xba Ⅰ 酶切)	3 μL(~0.1 μg)
3 倍分子的目的基因 p38 片段(EcoRⅠ 和 Xba Ⅰ 酶切)	5 μL
DNA Ligation Mix	8 μL
总体积	10 μL

(2)盖上管盖,混匀,台式离心机上离心 5 s。

(3)24℃连接 1～3 h。

(4)反应结束后于−20℃下保存。

五、注意事项

(1)不同公司生产的连接酶反应温度不同。如果不急于进行转化实验,将连接液放置 4℃过夜可以增加连接效果。

(2)酶切、连接、转化等涉及微生物部分的实验要注意无菌操作,涉及分子实验的部分虽然不需要无菌,但要注意不要被杂质污染。

（3）注意酶切加样的次序，一般先加重蒸水，其次加缓冲液和DNA，最后加酶。前几步要把样品加到管底的侧壁上，加完后用力将其甩到管底，而酶液要在加入前从−20℃冰箱取出，将酶管放置在冰上，取酶液时吸头应从表面吸取，防止由于插入过深而使吸头外壁沾染过多的酶液，取出的酶液应立即加入反应混合液的液面以下，并充分混匀。酶液使用完毕后立即放回冰箱，防止酶的失活。

（4）注意盖紧 Eppendorf 管的盖子，防止水浴加热的过程中水汽进入管内，并注意做好标记以防混淆样品。

六、思考题

（1）如何判断连接效果的成功性？

（2）简述 T4 DNA 连接酶的作用机理。

（3）简述一个完整外源 DNA 的克隆过程。

（4）连接反应中应注意哪些问题？如何提高连接效率？

（李　程）

第三部分　核糖核酸(RNA)操作技术

实验十一　真核细胞 RNA 的制备

一、实验目的

掌握真核细胞 RNA 的提取方法。

二、实验原理

在生物体内发现,主要有三种不同的 RNA 分子在基因的表达过程中起重要的作用。它们是信使 RNA(messenger RNA,mRNA)、转运 RNA(tranfer RNA,tRNA)、核糖体 RNA(ribosomal RNA,rRNA)。从细胞中分离 RNA 是生物学研究的基础,RNA 分离的纯度和完整性对许多相关生物实验(如 Northern 印迹及杂交分析、cDNA 合成及体外翻译实验等),以及进而研究基因转录水平调控至关重要。

一个典型的哺乳动物细胞中含有 $5\sim10\ \mu g$ RNA,其中 $80\%\sim85\%$ 是 rRNA(主要有 28S、18S、5.8S 及 5S 四种)。剩余的 $15\%\sim20\%$ 中大部分由不同的低相对分子质量的 RNA 组成[如 tRNA 和核小 RNA(small nuclear RNA,snRNA)]。这些高丰度的 RNA 的大小和序列确定,可以通过凝胶电泳、密度梯度离心、阴离子交换层析和高压液相层析分离实现。相反,占 RNA 总量 $1\%\sim5\%$ 的 mRNA 无论是序列还是大小都是特异的,其长度从几百碱基到几千碱基不等。但是大多数真核 mRNA 的 3' 端带有足够长的多聚腺苷酸残基,使其可通过与挂有寡聚 d(T)的纤维素亲和而纯化。这些相异的 RNA 分子结合起来实际上编码了细胞内所有的多肽。

因为核糖体残基在 2' 和 3' 位带有羟基,所以 RNA 比 DNA 的化学性质更活跃,易于被 RNA 酶——具有水解核糖残基和磷酸二酯键能力的酶切割。因此,RNA 分离最关键的因素是尽量减少 RNA 酶的污染。RNA 酶是一类生物活性非常稳定的酶类,它不但耐热、耐碱、耐酸,不需要辅助因子,而且它的存在非常广泛。除细胞内含有丰富的 RNA 酶外,在实验环境中,如各种器皿、试剂、人的皮肤、汗液,甚至灰尘中都有 RNA 酶

47

的存在。目前尚无使 RNA 酶失活的简易办法,在实验过程中减少 RNA 酶污染应做好以下两方面的工作:

(一)避免外源 RNA 酶污染

① 操作中应戴口罩和手套;② 实验室保持清洁;③ 所用的玻璃器皿需置于干燥烘箱中 200℃烘烤 3 h 以上。凡是不能用高温烘烤的材料如塑料容器等皆可用 0.1％的焦碳酸二乙酯(diethylpyrocarbonate,DEPC)水溶液处理,再用蒸馏水冲净;④ 试验所用试剂也可用 DEPC 处理,加入 DEPC 至 0.1 ％浓度,然后剧烈振荡 10 min,再煮沸 15 min 或高压灭菌以消除残存的 DEPC。含 Tris 和 DTT 的试剂不能用 DEPC 处理,可用 DEPC 处理的水配制然后高压灭菌;⑤ 配制的溶液如不能高压灭菌,可用 DEPC 处理水配制,并尽可能用未曾开封的试剂。

(二)排除内源 RNA 酶污染

内源 RNA 酶是由组织细胞携带、细胞破碎后释放出来的,因而应在起始阶段对 RNA 酶活力进行有效抑制,主要方法是使用 RNA 酶抑制剂,常用的有盐酸胍、异硫氰酸胍、氧钒核苷酸复合物、RNA 酶抑制蛋白等。

Trizol 是一种新型总 RNA 抽提试剂,内含异硫氰酸胍等物质,能迅速破碎细胞,抑制细胞释放出的核酸酶。Trizol 法适用于人类、动物、植物、微生物的组织或培养细菌,样品量从几十毫克至几克,具有简便、经济和高效的优点。用 Trizol 法提取的总 RNA 无蛋白和 DNA 污染。RNA 可直接用于 Northern 斑点分析、斑点杂交、Poly(A)＋分离、体外翻译、RNase 封阻分析、分子克隆等。

三、实验材料

(1)组织细胞:新鲜动物肝脏。

(2)实验器材:将玻璃和金属物品置于 250℃烘烤 3 h 以上或 180℃烘烤 8 h。

(3)塑料制品的 DEPC 处理步骤如下:

①在玻璃烧杯中注入去离子水,加入 DEPC 至终浓度为 0.1％。注意:DEPC 为剧毒物,在通风柜中小心使用。

②处理的塑料制品放入一个可高温灭菌的容器内,注入 DEPC 水溶液,使塑料制品全部浸泡其中,在通风柜中室温过夜。

③将 DEPC 水溶液小心倒到废液瓶中,用铝箔封住含已用 DEPC 水处理过的塑料制品的烧杯,70～80℃烘烤干燥,高温高压蒸汽灭菌至少 30 min。

④置于烘箱中用合适的温度(70～80℃)烘烤至干燥,置于干净处备用。

(4)实验试剂:无水乙醇、氯仿、DEPC 处理过的水、75％乙醇(用 DEPC 处理水配制)、0.5％(m/v)SDS(DEPC 处理)。

四、实验方法和步骤

(1)提取 RNA。

①对于组织来源的材料:按 50～100 mg 组织样品加入 1 mL Trizol。组织体积不能超过 Trizol 体积的 10％,用匀浆器充分匀浆至透清。

②对于培养的细胞:离心收集细胞后,弃上清,用移液管加 Trizol 反复吹打,裂解细胞至均一透亮的液态后,将匀浆样品在室温孵育 5 min 以使核蛋白体完全分解。每($5\sim10$)$\times10^6$ 个动物细胞加 1 mL 的 Trizol。

(2)加入 0.2 mL 氯仿,振荡 15 s,静置 2 min。

(3)4℃ 离心,12000 r/min×10 min,取上清。

(4)加入 0.5 mL 异丙醇,将管中液体轻轻混匀,室温静置 10 min。

(5)4℃ 离心,12000 r/min×10 min,弃上清。

(6)加入 1 mL 75％乙醇,轻轻洗涤沉淀,4℃ 离心,7500 r/min×10 min,弃上清。

(7)晾干,加入适量的 DEPC 水溶解(65℃ 促溶 10～15 min)。

(8)总 RNA 定量及纯度检测:

取 1～5 μL RNA 溶液于 1.5％琼脂糖凝胶中电泳检测,没有降解的 RNA 电泳图中 18 S、28 S rRNA 条带明显。

取 5 μL 样品稀释后测 OD_{260}、OD_{280},计算 OD_{260}/OD_{280}。RNA 纯品的比值为 2.0。比值较低,说明有残余蛋白质存在;比值太高,则提示 RNA 发生降解。

五、注意事项

(1)样品量和 Trizol 的加入量一定要按步骤中的比例,不能随意增加样品量或减少 Trizol 量,否则会使内源性 RNase 的抑制不完全,导致 RNA 降解。

(2)实验过程必须严格防止 RNase 的污染。

六、思考题

(1)RNA 的分离提取和 RNA 样品的保存过程中如何防止 RNA 降解?

(2)如何判断提取的 RNA 的质量?

(陈小芬)

实验十二　逆转录 PCR

一、实验目的

掌握逆转录聚合酶链反应的基本原理、实验基本条件。

二、实验原理

逆转录 PCR(reverse transcription PCR,RT-PCR)是一种检测细胞及组织中特异性基因表达水平的实验技术。在中心法则中,以 mRNA 为模板在逆转录酶的催化下合成cDNA。所获得的 cDNA 反映了结构基因的组成,可用于构建 cDNA 文库并进行基因的表达调控等研究。

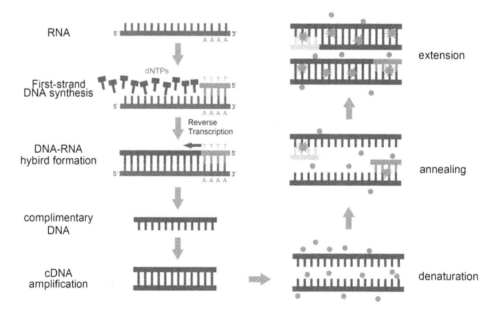

图 3-12-1　RT-PCR 扩增目的基因流程

RT-PCR 扩增目的基因主要包括两部分(图 3-12-1):首先,以细胞或组织中分离的总 RNA 中的 mRNA 为模板,加入特异性基因的 3'引物或多聚 T 锚定引物或随机引物,在逆转录酶的作用下合成 cDNA 链;然后,以 cDNA 链为模板,进一步合成相应互补的cDNA 拷贝用于 PCR 扩增。扩增特异的基因片段,通过琼脂糖凝胶电泳对 PCR 产物进行分析,以代表该基因的 mRNA 水平表达情况。

三、实验材料

(1)总 RNA 或 polyA-mRNA(1 mg/mL)。

(2)Oligo-dT12-18 引物(50 pmol/μL)。

(3)dNTP mixture 2.5 mmol/L。

(4)5×逆转录 buffer。

(5)RNase 抑制剂(50 U/μL)。

(6)逆转录酶(200 U/μL)。

(7)DEPC 水。

(8)10×PCR buffer。

(9)上游引物(β-actin)(50 μmol/L)。

(10)下游引物(β-actin)(50 μmol/L)。

(11)rTaq 酶(5 U/μL)。

(12)6×loading buffer。

(13)琼脂糖。

四、实验方法和步骤

(一)逆转录

(1)取一个 200 μL 的 EP 管,加入 1 μg 总 RNA。加入以下反应物:

反应试剂	体积
Oligo-dT12-18 引物	1 μL
dNTP mixture	1 μL
DEPC 水	加至总体积为 10 μL

(2)65℃,5 min,迅速置冰上至少 2 min。

(3)离心数秒使模板 RNA 与引物聚集于管底。

(4)在上述管中加入以下试剂:

反应试剂	体积
5×反应 buffer	4 μL
RNase 抑制剂	0.5 μL
逆转录酶	0.5 μL
DEPC 水	5 μL

(5)混匀后置于 42℃,60 min。

(6)置于 70℃,15 min 后冰上冷却。

(7)测定 cDNA 产物的浓度：

取 5 μL 样品稀释后测 OD_{260}、OD_{280}，计算 OD_{260}/OD_{280}，纯品 cDNA 比值为 1.8。

（二）PCR(扩增 β-actin 目的片段)

(1)向 200 μL 的 EP 管中加入以下反应液(20 μL 体系)：

模板 cDNA	1 μL
10×PCR buffer	2 μL
上游引物(β-actin)	0.5 μL
下游引物(β-actin)	0.5 μL
dNTPmixture	1.5 μL
rTaq 酶	0.5 μL
H_2O	14 μL

(2)将上述反应体系溶液混匀,离心收集。

(3)在 PCR 仪上按以下反应程序进行 PCR 循环反应。

反应程序：第一步:95℃　　2 min

第二步:95℃　　30 s

第三步:56℃　　45 s

第四步:72℃　　45 s

第五步:72℃　　10 min

第六步:4℃　　2 h

(4)取 10 μL 反应液加入 2 μL 6×loading buffer 进行 1% 琼脂糖凝胶电泳。

(5)在凝胶成像系统上观察记录实验结果,判断 PCR 扩增产物分子量是否与理论一致。β-actin 目的片段理论大小为 400 bp 左右。

五、注意事项

(1)逆转录反应过程需建立无 RNase 环境,以避免 RNA 的降解。

(2)RT-PCR 最终扩增片段以 400~2000 bp 效果为较佳。

六、思考题

(1)简述 mRNA 逆转录的基本原理。

(2)逆转录过程如何避免 RNA 的降解？

（陈小芬）

实验十三　Northern 印迹杂交

一、实验目的

(1)掌握 Northern 印迹的原理和操作技术。

(2)了解 Northern 印迹在分子生物学领域的应用。

二、实验原理

利用探针侦测由凝胶电泳分离出来的 RNA 片段,寻找含有特定序列的 RNA 片段。与 Southern 印记法相似,RNA 样品经过凝胶电泳后会按照大小分离,然后将样品从凝胶转印到膜上,并用与目标序列互补的标记的探针来探测。实验结果可以根据所用探针的不同以多种方式来观察,但大多数显示的是样品中被探测的 RNA 条带的相对位置,也就是分子大小;而条带的强度则与样品中目标 RNA 的含量相关。这一方法可以测量目标 RNA 在不同样品中的情况,因此已经被普遍用于研究特定基因在生物体中表现的时刻和表现量,也是这类研究中最基本的手段(图 3-13-1)。

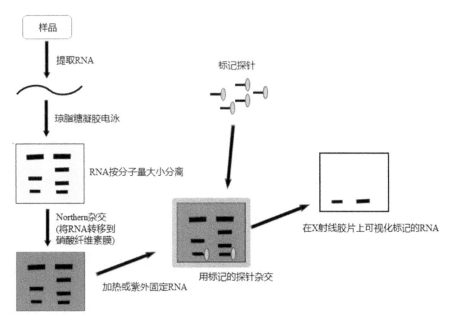

图 3-13-1　Northern 印迹法流程

三、实验材料

(1)10×MSE[2-(N-吗啉代)乙磺酸]缓冲液:0.2 mol/L 吗啉代丙烷磺酸(MOPS),pH 7.0,50 mmol/L 醋酸钠,1 mmol/L EDTA pH 8.0。

(2)5×载样缓冲液:50%甘油,1 mmol/L EDTA,0.4%溴酚蓝。

(3)甲醛:用水配成 37%浓度(12.3 mol/L),应在通风柜中操作,pH 高于 4.0。

(4)20×SSC;去离子甲酰胺;50 mmol/L NaOH(含 10 mmol/L NaCl);0.1 mol/L Tris(pH 7.5)。

四、实验方法和步骤

(1)40 mL 水中加入 7 g 琼脂糖,煮沸溶解,冷却到 60℃,加 7 mL 10×MSE 缓冲液、11.5 mL 甲醛,加水定容至 70 mL,混匀后倒入盛胶槽。

(2)等胶凝固后,去掉梳子和胶布,将盛胶槽放入 10×MSE 缓冲液的电泳槽。

(3)使 RNA 变性(最多 20 μg):RNA 4.5 mL、10×MSE 缓冲液 20 mL、甲醛 3.5 mL、去离子甲酰胺 10 mL。

(4)55℃加热 15 min,冰浴冷却。

(5)加 2 mL 5×载样缓冲液。

(6)上样,同时加 RNA 标记物[同位素(^{32}P)dCTP]。

(7)60 V 电泳过夜。

(8)取出凝胶,水中浸泡 2 次,每次 5 min。

(9)室温下将胶浸到 50 mmol/L NaOH 和 10 mmol/L NaCl 中 45 min,水解高分子 RNA,以增强转印。

(10)室温下将胶浸到 0.1 mmol/L Tris-HCl(pH 7.5)中 45 min,使胶中和。

(11)20×SSC 洗胶 1 h。

(12)20×SSC 中过夜转印到硝酸纤维素膜上。

(13)取出硝酸纤维素膜,80℃真空烘烤 2 h。

(14)显影。

五、注意事项

(1)严格遵守实验规则,操作务必准确。

(2)由于许多药品都是有毒的,因此请注意自身安全,做好防护。

六、思考题

（1）简述 Northern 印迹的基本原理。

（2）简述 Northern 印迹和 Southern 印迹的区别。

（李　程）

实验十四　real-time RT-PCR 检测基因的表达丰度

一、实验目的

通过实验学习采用 real-time RT-PCR 检测基因转录水平表达丰度的方法。

二、实验原理

定时定量逆转录聚合酶链式反应（real-time reverse transcription quantitative polymerase chain reaction，real-time RT-PCR），所谓定时定量，PCR 是指在 PCR 指数扩增期间通过连续监测荧光信号的强弱来即时测定特异性产物的量，并据此推断目的基因的初始量。Real-time RT-PCR 技术具体而言是在 PCR 反应体系中加入荧光基团，利用荧光信号累积实时监测整个 PCR 进程，最后通过标准曲线对未知模板进行定量分析的方法。利用荧光信号的变化实时检测 PCR 扩增反应中每一个循环扩增产物量的变化，通过 Ct 值和标准曲线的分析对起始模板进行定量分析。

PCR 反应过程中产生的 DNA 拷贝数是呈指数方式增加的，随着反应循环数的增加、DNA 聚合酶的失活、dNTP 和引物的枯竭、反应副产物焦磷酸对合成反应的阻碍等原因，最终 PCR 反应不再以指数方式生成模板，从而进入平台期。在传统的 PCR 中，常用凝胶电泳分离并用荧光染色来检测 PCR 反应的最终扩增产物，因此用此终点法对 PCR 产物定量存在不可靠之处。

在 real-time RT-PCR 中，对整个 PCR 反应扩增过程进行了实时的监测和连续地分析扩增相关的荧光信号，随着反应时间的进行，监测到的荧光信号的变化可以绘制成一条曲线。在 PCR 反应早期，产生荧光的水平不能与背景明显地区别开，而后荧光的产生进入指数期、线性期和最终的平台期，因此可以在 PCR 反应处于指数期的某一点上来检测 PCR 产物的量，并由此来推断模板最初的含量。

为了便于对所检测样本进行比较，在 real-time RT-PCR 反应的指数期，首先需设定一定荧光信号的阈值，一般这个阈值（threshold）是以 PCR 反应的前 15 个循环的荧光信号作为荧光本底信号（baseline），荧光阈值的缺省设置是 3～15 个循环的荧光信号的标准偏差的 10 倍。如果检测到荧光信号超过阈值则被认为是真正的信号，它可用于定义样本的阈值循环数（cycle threshold，Ct）。Ct 值的含义是：每个反应管内的荧光信号达到设定的阈值时所经历的循环数。研究表明，每个模板的 Ct 值与该模板的起始拷贝数的对数存在线性关系，起始拷贝数越多，Ct 值越小。利用已知起始拷贝数的标准品可作主要标准曲线，因此只要获得未知样品的 Ct 值，即可从标准曲线上计算出该样品的起始拷贝数。

为了使实时 PCR 达到更高的敏感性，各公司都致力于开发新型的探针，目前使用的主要包括 Taqman 探针和 SYBR Green Ⅰ 染料。Taqman 探针能被 DNA 合成酶（如 Taq 酶）的 5'—3'活性所降解，探针的 5'端有一荧光报告基因，3'端有一荧光淬灭基团，当两个基团相互靠近的时候，由于发生能量传递作用，报告基因不能发出荧光，但随着扩增反应的进行，5'端的报告基因随着探针的水解而脱落下来，不再进行能量传递作用，从而能发出荧光，被信号探测器所捕获，常与探针 5'端相结合的基团有 6-羧基荧光素（FAM），四氯-6-羧基荧光素（TET），2,7-二甲基-4,5-二氯-6-羧基荧光素（JOE），六氯-6-甲基荧光素（HEX）或 VIC，常与 3'端相结合的荧光淬灭基团有 6-羧基四甲基若丹明（TAMRA）或 4-(4'-恶烷氨基苯偶氮)苯甲酸（DABCYL）。相较于 TAMRA，使用 DABCYL 可以更有效地减少自发荧光信号。其缺点是不能用于突变位点的检测。SYBR Green Ⅰ 是一种 DNA 结合染料，能非特异地掺入双链 DNA 中去。在游离状态下，它不发出荧光，但一旦结合到双链 DNA 中以后，便可以发出荧光，它的最大优点就是可以与任意引物、模板相配合，可以用于任意反应体系中。从经济角度考虑，它也比其他探针的价格要便宜，但由于它能与所有的双链 DNA 结合，因此一旦反应体系中出现非特异扩增，它就会影响到定量结果的可靠性与重复性。为避免这种不利因素，可以通过设定程序对扩增产物进行熔点曲线分析（melting curve analysis）以区分由 PCR 产物和本底造成的荧光信号，同时需要选择良好的引物和探针并优化反应条件以消除非特异性影响。

当前在医学检验中，定时定量 PCR 可用于微小残留病变的检测、细胞因子的表达分析、肿瘤耐药基因表达的研究、病毒感染的定量检测等。

三、实验材料

（一）实验试剂
2×SYBR Mix、Actin 引物 F、Actin 引物 R、GluL 引物 F、GluL 引物 R、DNase free 水、琼脂糖凝胶。

（二）组织细胞
小鼠肝脏组织、小鼠肌肉组织。

（三）实验设备
PCR 八连管、Real-time PCR 仪。

57

四、实验方法和步骤

(1)处死小鼠,收集新鲜小鼠肝脏和肌肉组织,采用 Trizol 法提取 RNA。

(2)逆转录获得 cDNA。

①取一个 200 μL 的 EP 管,加入 1 μg 总 RNA。加入以下反应物:

反应试剂	体积
Oligo-dT12-18 引物	1 μL
dNTP mixture	1 μL
DEPC 水	加至总体积为 10 μL

②65℃,5 min,迅速放到冰上冷却 2 min 以上。

③离心数秒使模板 RNA 与引物聚集于管底。

④在上述管中加入以下试剂:

反应试剂	体积
5×反应 buffer	4 μL
RNase 抑制剂	0.5 μL
逆转录酶	0.5 μL
DEPC 水	5 μL

⑤混匀后置于 42℃,60 min。

⑥置于 70℃,15 min 后冰上冷却。

⑦测定 cDNA 产物的浓度:取 5 μL 样品稀释后测 OD_{260}、OD_{280},计算 OD_{260}/OD_{280},纯品 cDNA 比值为 1.8。

(3)RT-PCR 检测 GluL 基因表达水平。

①GluL 引物 F:5'—TGAGAGAACCATCCTATTCACTG—3'。

　GluL 引物 R:5'—TAAGCAGTAATGAAGCTGAGACC—3'。

　Actin 引物 F:5'—AGAGGGAAATCGTGCGTGAC—3'。

　Actin 引物 R:5'—CAATAGTGATGACCTGGCCGT—3'。

②RT-PCR 反应体系(每组样品 2 个重复):

2×SYBR Green Mix	5 μL
引物 F	0.2 μL
引物 R	0.2 μL
Rox Reference	0.2 μL
cDNA	1 μL
ddH_2O	3.4 μL

（4）RT-PCR 程序：

反应程序：第一步：95℃　　30 s

　第二步：95℃　　5 s ⎫
　第三步：60℃　　30 s ⎭

计算 RT-PCR 检测基因表达 Ct 值，琼脂糖凝胶电泳检测 PCR 产物。

五、注意事项

（1）实验操作过程中注意避光及冰上操作。

（2）PCR 管盖上不要进行标记，避免对荧光信号检测产生影响。

（3）进行 PCR 前去除反应体系中的气泡，短暂离心，将所有溶液混匀聚集到管底。

六、思考题

（1）real-time RT-PCR 引物设计有哪些注意事项？

（2）real-time RT-PCR 后溶解曲线的作用是什么？如何解读溶解曲线峰较宽及出现双峰的现象？

（廖　怿）

第四部分　蛋白质操作技术

实验十五　外源基因在大肠杆菌中的诱导表达和检测

一、实验目的

(1)通过本实验掌握外源基因在原核细胞中表达的特点和方法。

(2)掌握 SDS-PAGE 的制备及其分离原理。

二、实验原理

大肠杆菌系统由于其遗传学、生物化学和分子生物学方面的知识已充分被人们所了解,因此已成为表达许多异源蛋白质的首选表达系统。大肠杆菌遗传图谱明确,容易培养且费用低,对许多蛋白质有很强的耐受能力,能高水平地表达这些蛋白质。在过去的20年中,利用各种载体系统已经在大肠杆菌中表达了数百种重组蛋白。但大肠杆菌也并非是万能的宿主,有些蛋白质必须经过翻译后修饰(如糖基化、特定位点的切割)才能具有完全的生物活性,表达这些蛋白质时最好选择真核细胞作为宿主。因此,在着手表达某一种蛋白质之前,首先要明确最终目标,然后根据需要选择相应的宿主-载体系统。常见的原核表达载体有:非融合表达蛋白载体 pKK223-3、分泌型克隆表达载体 PINⅢ系统、融合蛋白载体 pGEMX 系统、融合蛋白表达系统 pET 系统等。

本实验介绍一种常用的表达载体——pET 载体系统。在 pET 系列载体中,外源基因的表达是受 T7 噬菌体 RNA 聚合酶调控的,这类载体是斯图(Studier)等于 1990 年首先构建的,后来得到很大发展。它们的典型特点是带有 pBR322 的大肠菌素 E1（colEl）复制区,从而赋予宿主菌氨苄西林或卡那霉素抗性。在这些载体中,编码序列在多克隆位点插入,置于天然 T7 RNA 聚合酶启动子（φ10 启动子）或所谓的 T7 lac 启动子的控制之下,后者是带有 lac 操纵子(larO)序列的天然 T7 RNA 聚合酶启动子的衍生体。lac 阻抑物的结合能阻断转录起始。

将外源基因克隆在含有 lac 启动子的 pET-30a 表达载体(图 4-15-1)中,让其在

E. coli 中表达。先让宿主菌生长, lac I 产生的阻遏蛋白与 lac I 操纵基因结合, 从而不能进行外源基因的转录与表达, 此时宿主菌正常生长。然后向培养基中加入 lac 操纵子的诱导物 IPTG (异丙基硫代—β—D—半乳糖), 阻遏蛋白不能与操纵基因结合, 则 DNA 外源基因大量转录并高效表达(图 4-15-2), 表达蛋白可经 SDS-PAGE 检测。

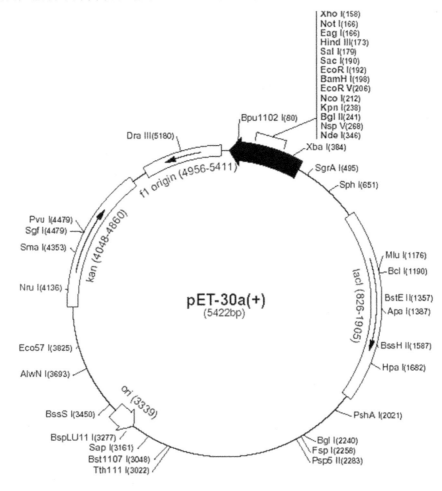

图 4-15-1　pET-30a 载体信息

(图片来源:http://www.synthesisgene.com)

　　SDS-PAGE 分离蛋白原理:组成蛋白质的氨基酸在一定 pH 的溶液中会发生解离而带电,带电的性质和带电量的多少取决于蛋白质的性质及溶液的 pH 值和离子强度。聚丙烯酰胺凝胶在催化剂过硫酸铵(ammonium persulfate,AP)和加速剂 N,N,N',N'-四甲基乙二胺(N,N,N',N'-tetramethylethylene diamine,TEMED)的作用下,聚合形成三维的网状结构。蛋白质在凝胶中受电场的作用而发生迁移,不同种蛋白质在凝胶的网状结构中迁移的速率不同,其速率取决于蛋白质所带电荷的多少和蛋白质的大小与形状。根据迁移速率的不同,可将不同的蛋白质进行分离。

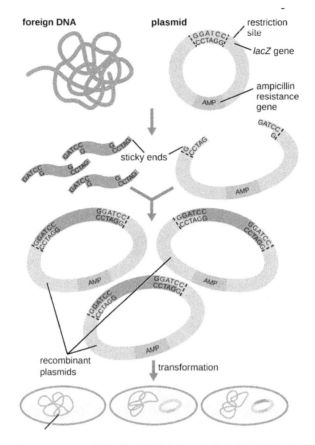

图 4-15-2　DNA 外源基因在宿主大肠杆菌内大量转录、表达

（图片来源：PARKER N，SCHNEEGURT M，FORSTER B M，et al. Microbiology[M]. OpenStax College，2016.）

SDS-PAGE 是在蛋白质样品中加入 SDS 和含有巯基乙醇的样品处理液，SDS 是一种很强的阴离子表面活性剂，它可以断开分子内和分子间的氢键，破坏蛋白质分子的二级和三级结构。

强还原剂巯基乙醇可以断开二硫键，破坏蛋白质的四级结构，使蛋白质分子被解聚成肽链而形成单链分子。解聚后的侧链与 SDS 充分结合形成带负电荷的蛋白质-SDS 复合物。

蛋白质分子结合 SDS 阴离子后，所带负电荷的量远远超过了它原有的净电荷，从而消除了不同种蛋白质之间所带净电荷的差异，因此蛋白质的电泳迁移率主要决定于亚基的相对分子质量，而与其所带电荷的性质无关。

蛋白表达系统：大肠杆菌表达系统是目前研究最成熟的基因工程表达系统，当前已商业化的基因工程产品大多是通过大肠杆菌表达的，突出的优点是工艺简单、产量高、周期短、生产成本低。然而，大肠杆菌是原核生物，不具有真核生物的基因表达调控机制和蛋白质的加工修饰能力——许多蛋白质在翻译后，需经过翻译后的修饰加工（如磷酸化、糖基化、酰胺化及蛋白酶水解等)过程才能转化成活性形式。大肠杆菌缺少上述加工机制,不适用于表达结构复杂的蛋白质。另外,蛋白质的活性还依赖于形成正确的二硫键并折叠成高级结构,在大肠杆菌中表达的蛋白质往往不能进行正确的折叠,而是以包涵体状态存在。包涵体的形成虽然简化了产物的纯化,但不利于产物的活性,为了得到有活性的蛋白,就需要进行变性溶解及复性等操作,这一过程比较烦琐,同时增加了成本。

酵母表达系统:酵母是低等真核生物,除了具有细胞生长快、易于培养、遗传操作简单等原核生物的特点外,又具有对表达的蛋白质进行正确加工、修饰、合理的空间折叠等真核生物的功能,非常有利于真核基因的表达,能有效克服大肠杆菌系统缺乏蛋白翻译后加工、修饰的不足。甲基营养型酵母包括 *Pichia*、*Candida* 等。以毕赤巴斯德酵母(*Pichia. pastoris*)为宿主的外源基因表达系统近年来发展最为迅速,应用也最为广泛。毕赤酵母系统除了具有一般酵母所具有的特点外,还有以下几个优点:

(1)具有醇氧化酶 AOX1 基因启动子,是目前最强、调控机理最严格的启动子之一。

(2)表达质粒能在基因组的特定位点以单拷贝或多拷贝的形式稳定整合。

(3)菌株易于进行高密度发酵,外源蛋白表达量高。

(4)毕赤酵母中存在过氧化物酶体,表达的蛋白质贮存其中,可免受蛋白酶的降解,而且减少对细胞的毒害作用。

三、实验材料

(一)实验试剂

LB 培养基、卡那霉素、IPTG、悬浮缓冲液(100 mmol/L Tris-HCl,pH 8.0)、2×SDS 上样缓冲液(50 mmol/L Tris-Cl,pH 6.8)、100 mmol/L DTT(二硫苏糖醇)、4%SDS、0.2%溴酚蓝、20%甘油。

30%丙烯酰胺混合液、1 mol/L Tris(pH 6.8)、1.5 mol/L Tris(pH 8.8)、10% SDS、10%过硫酸铵、TEMED、电泳缓冲液(5×)、染色液、脱色液。

(二)表达质粒

pET-30a-GFP。

(三)实验设备

恒温摇床、培养用锥形瓶、超净工作台、离心机、灭菌锅、SDS-PAGE 凝胶电泳系统。

四、实验方法和步骤

(一)目的蛋白的表达

(1)含外源基因的表达菌株在 LB 培养基(含 50 μg/mL 卡那霉素)中预培养过夜。

(2)按 1/50 的比例稀释菌液,于 250 r/min 培养 3 h,使其 OD_{600} 值达到 0.6。

（3）加入 IPTG,使其终浓度为 0.5 mmol/L。

（4）继续培养 3～4 h。

（5）取 1.5 mL 菌液于 10000 r/min 离心 2 min,收获菌体。

（二）目的蛋白的检测

1.凝胶制备

分离胶和浓缩胶分别按表 4-15-1 中的配方进行制备。先制分离胶,将分离胶注入玻璃板后,用去离子水封口,30～40 min 后凝聚。将胶面的水吸干后灌注浓缩胶并插入梳子,胶凝固后即可。

表 4-15-1　凝胶制备

凝聚组分	10%分离胶/5 mL	5%浓缩胶/2 mL
水	1.9	1.4
30%丙烯酰胺混合液	1.7	0.33
1 mol/L Tris(pH 6.8)		0.25
1.5 mol/L Tris(pH 8.8)	1.3	
10%SDS	0.05	0.02
10%过硫酸铵	0.05	0.02
TEMED	0.002	0.002

2.凝胶电泳

取 80 mL 电极缓冲液稀释 5 倍后,分别注入阴极电泳槽和阳极电泳槽中。然后在加样孔中加入已经处理好的蛋白样品。80 V 恒压 20 min,120 V 恒压 2 h。

3.染色、脱色

电泳完毕并剥胶后,在摇床上染色 0.5～1 h;之后,在脱色液中脱色 1 h,观察目的蛋白表达情况。

五、注意事项

（1）含外源基因的表达菌株应在预培养之后再转接至培养瓶中(最好不要将菌种直接转接于培养瓶中培养),诱导表达。

（2）表达菌生长至 OD_{600} 值 0.6 左右为诱导适合条件,避免菌生长过浓。

（3）配制 SDS 胶时应注意充分混匀后加入玻璃板中,并待其充分凝固后使用。

（4）蛋白加样量要合适。加样量太少,条带不清晰;加样量太多则泳道超载,条带过宽而重叠,甚至覆盖相邻泳道。

（5）过硫酸铵溶液最好当天配制当天使用,不宜在冰箱中存放过久。

六、思考题

(1)原核表达目的蛋白的基本原理是什么？

(2)大肠杆菌表达载体结构有何特点？

(3)SDS-PAGE 电泳的原理是什么？

(4)SDS-PAGE 电泳的分离胶和浓缩胶中均含有 AP 和 TEMED,试说明其作用。

(5)SDS-PAGE 电泳具有高分辨率的三个因素是什么？

(李　程)

实验十六　蛋白质的定量分析

一、实验目的

掌握蛋白质研究中常用的蛋白质定量方法的基本原理和操作方法。

二、实验原理

蛋白质的定量分析是生物化学和其他生命学科常涉及的分析内容。在生化实验中，对样品中的蛋白质进行准确可靠的定量分析是经常进行的一项非常重要的工作。蛋白质种类很多，结构多样，分子量相差大，功能各异，这样就给建立一个理想而又通用的蛋白质定量分析方法带来了许多具体的困难。

现在测定蛋白质含量的方法有很多：

① 根据物理性质：紫外分光光度法。

② 根据化学性质：凯氏定氮法、双缩脲法、Folin-酚试剂法（Lowry 法）、BCA 法、胶体金法。

③ 根据染色性质：考马斯亮蓝染色法、银染法。

④ 根据其他性质：荧光法。

蛋白质定量分析涉及生产科研的多个领域及行业，也是临床检验、疾病诊断、生物学科、食品检验、掺假掺伪和质量检验中最常见的方法。

蛋白质定量的测试方法有很多种，其中较为常见的有五种，分别是 Bradford 法、Bradford 斑点试验、Coomassie 斑点试验、紫外分光光度检测法及 BCA 法。当然，每种方法适用的情况有所不同。

（一）Bradford 法

该方法用于大多数蛋白质定量是相当精确的，特别是用于小分子多肽定量，如核糖核酸酶、溶菌酶等。但是，去污剂（如 TritonX-100、SDS、NP-40 等）的浓度超过 0.2％ 即影响定量结果。

（二）Bradford 斑点试验

该方法可检测洗脱液吸附力的强弱，特别适用于检测洗脱组分，以定量蛋白洗脱液。

（三）Coomassie 斑点试验

与 Bradford 斑点试验类似，该方法也适用于检测洗脱组分以定量蛋白洗脱液。可检测洗脱液的吸附力的强弱。

（四）紫外分光光度检测法

蛋白质紫外光吸光率是所有的蛋白质定量方法中最快的方法，可以在 280 nm 和 205 nm 光波长下读数。其中，主要在 280 nm 光波长下读数，最大吸光率主要取决于酪氨酸和色氨酸的存在。而在 205 nm 光波长下的最大吸光率主要取决于肽链，尽管氨基酸也有影响。采用紫外分光光度检测法的一个主要优点是在测定蛋白质浓度时，样本不会遭到损害。

（五）BCA 法

BCA 法特点：

（1）灵敏度高，在检测体积为 $1\sim20~\mu L$ 时，检测浓度下限达到 $25~\mu g/mL$，最小检测蛋白量达到 $0.5~\mu g$。

（2）兼容性高，样品中有高达 5％的 SDS、5％的 Triton X-100、5％的 Tween-20（或 60、80）等去污剂时，测定蛋白浓度可不受化学物质的影响。

（3）适用范围广，在 $20\sim2000~\mu g/mL$ 浓度范围内有良好的线性关系。

（4）变异系数小，检测不同蛋白质分子的变异系数远小于考马斯亮蓝法蛋白定量。

（5）受螯合剂和略高浓度的还原剂的影响：测定中要求 EDTA 小于 10 mmol/L，DTT 小于 1 mmol/L，巯基乙醇低于 1 mmol/L。

三、实验材料

（一）实验试剂

考马斯亮蓝、乙醇、浓磷酸、BSA、BCA 检测试剂盒、RIPA 裂解液。

（二）组织细胞

小鼠肝脏组织。

（三）实验设备

比色皿、酶标管、紫外分光光度计。

四、实验方法和步骤

（1）处死小鼠，提取新鲜小鼠肝脏，用 RIPA 裂解液进行裂解，形成均质组织裂解液。

（2）根据说明书配置牛血清白蛋白（bovine serum albumin，BSA）标准曲线工作液（表 4-16-1）。

表 4-16-1　配制稀释的牛血清白蛋白(BSA)的标准品

孔	用于试管和微板的稀释方案(工作浓度范围＝ 20～2000 μg/mL)		
	稀释液体积 /μL	BSA 的体积和来源 /μL	最终 BSA 浓度 /μg·mL^{-1}
A	0	储存液 300	2000
B	125	储存液 375	1500
C	325	储存液 325	1000
D	175	B 瓶稀释液 175	750
E	325	C 瓶稀释液 325	500
F	325	E 瓶稀释液 325	250
G	325	F 瓶稀释液 325	125
H	400	G 瓶稀释液 100	25
I	400	0	0＝空白

(一)Bradford 法

(1)用移液枪分别移取 50 μL 配好的一组 BSA 溶液,滴加到孔板中,再分别加入 200 μL 的 Bradford 原液。静置 10 min 后,用酶标仪测得这组 BSA 溶液的吸光度。

(2)取 5 μL 组织裂解液＋45 μL 磷酸溶液稀释到 50 μL,同样加入 200 μL Bradford 原液,静置 10 min 后,用酶标仪测得组织裂解液的吸光度。

(3)根据 BSA 的浓度和吸光度绘制标准曲线,根据标准曲线计算组织裂解液的蛋白浓度。

$$原组织裂解液蛋白浓度＝10×测量获得组织裂解液蛋白浓度$$

(二)BCA 法

(1)配制 BCA 工作溶液,公式如下:

$$(标准品体积＋未知样品体积)×重复次数×每份样品工作液的体积＝所需的工作液总体积$$

将 50 份的 BCA 母液 A 与 1 份 BCA 母液 B(A：B＝50：1)相混合,获得绿色透明的工作液。

(2)在酶标板上,加入 5 μL BSA 标准品或者组织裂解液,加入 100 μL BCA 工作液,37℃下孵育 30 min。

(3)采用酶标仪测量度数,根据 BSA 标准品浓度及吸光度绘制标准工作曲线。

(4)根据标准工作曲线计算组织裂解液浓度。

(三)紫外分光度计法

在 280 nm 光波长下读取组织裂解液与 RIPA 裂解液相对比获得的吸光光度计值,采用以下公式计算蛋白质浓度:

$$蛋白质浓度(mg/mL) = (1.55 \times A_{280}) - (0.76 \times A_{260})$$

五、注意事项

（1）Bradford 试剂需在避光条件下保存，在与蛋白质溶液混合后需在 30 min 内完成测量。

（2）采用 Bardford 法和 BCA 法孵育后，需将样品振荡摇匀后再进行测量。

六、思考题

（1）简述 Bradford 法、BCA 法和紫外分光光度计法测量蛋白质浓度的原理和工作范围。

（2）Bradford 法测量蛋白质浓度存在哪些局限？

（3）概述 BCA 法测量蛋白质浓度的优点。

（廖　怿）

实验十七 Western 印迹杂交

一、实验目的

学习并掌握通过 Western 印记获得特定蛋白质在所分析的细胞或组织中的表达情况的信息。

二、实验原理

Western 印迹法（Western blot）或称"蛋白质转渍法""免疫印迹法"（immunoblot）或"西式吸印杂交"（图 4-17-1），是分子生物学、生物化学和免疫遗传学中一种常用的实验方法。它是利用特定抗体能够专一结合其抗原蛋白质的原理来对样品进行着色，通过分析着色的位置和着色深度获得特定蛋白质在所分析的细胞或组织中的表达情况的生物学检测技术。

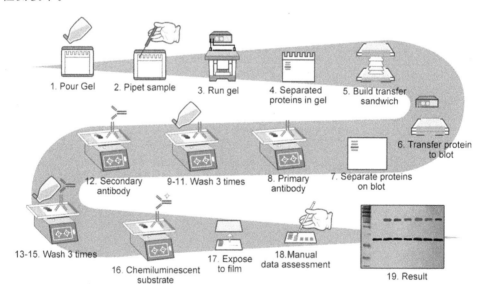

图 4-17-1 Western blot 流程

（图片来源：https://www.elabscience.com）

将待测样品溶解于含有去污剂和还原剂的溶液中，SDS 聚丙烯酰胺凝胶电泳使蛋白变性并分离，用电转移方法将其转移到固相支持体上（NC 膜、PVDF 膜），滤膜与抗靶蛋白的非标记抗体反应,再用二级免疫学试剂进行检测。检测方法有放射性标记、酶标化学显色、酶标化学发光等。酶标化学发光法以其高敏感性、结果可在 X 线片上长期保存等优点而优于酶标化学显色法。

三、实验材料

实验试剂:

(1)29:1 聚丙烯酰胺凝胶。

(2)Tris-甘氨酸电泳缓冲液:25 mmol/L Tris 碱、250 mmol/L 甘氨酸、0.1%(W/V)SDS。

(3)1×SDS 凝胶加样缓冲液:50 mmol/L Tris-Cl (pH 6.8),100 mmol/L 二硫苏糖醇(DTT),2%(W/V)SDS,0.1%(W/V)溴酚蓝,10%甘油,临用前加 DTT,DTT 可用 0.01mol/L 乙酸钠(pH 5.2)配成 1 mmol/L 母液。

(4)转移缓冲液:25 mmol/L Tris,193 mmol/L 甘氨酸,20%甲醇。

(5)1×TBS:20 mmol/L Tris-HCl,150 mmol/L NaCl,最后调 pH 值至 7.4。

(6)TBST:TBS 中加入 0.05% Tween-20。

(7)封闭液:用 TBST 配制 5%脱脂奶粉。

(8)stripping buffer:100 mmol/L β-巯基乙醇,2%(W/V)SDS,62.5 mmol/L Tris-HCl,最后调 pH 值至 6.7。

四、实验方法和步骤

(一)配胶

(1)注意:一定要将玻璃板洗净,最后用 ddH_2O 冲洗,将与胶接触的一面向下倾斜置于干净的纸巾上晾干。

(2)分离胶及浓缩胶均可事先配好(除 AP 及 TEMED 外),过滤后作为储存液避光存放于 4℃,至少可存放 1 个月,临用前取出室温平衡(否则凝胶过程中产生的热量会使低温时溶解于储存液中的气体析出而导致气泡,有条件者可真空抽吸 3 min),加入 10% AP[(0.7~0.8):100,分离胶浓度越高 AP 浓度越低,15%的分离胶可用到0.5:100]及 TEMED(分离胶用 0.4:1000,15%的可用到 0.3:1000,浓缩胶用0.8:1000)即可,如室温较低可升高 10%AP 及 TEMED 浓度。

(3)封胶:

灌入 2/3 的分离胶后应立即封胶,胶浓度<10%时可用 0.1%的 SDS 封,浓度>10%时可用水饱和的异丁醇或异戊醇,也可以用 0.1%的 SDS。封胶后切记勿动。

待胶凝后将封胶液倒掉,如用乙醇封胶需用清水及 ddH_2O 冲洗干净,然后加少量

0.1%的 SDS,目的是通过降低张力清除残留水滴。片刻后倒掉 SDS,将玻璃板倒立放置片刻晾干。

(4)灌好浓缩胶 1 h 后拔除梳子,注意在拔除梳子时宜边加水边拔,以免有气泡进入使梳孔变形。拨出梳子后用 ddH$_2$O 冲洗胶孔两遍以去除残胶,随后用 0.1% 的 SDS 封胶。若上样孔有变形,可用适当粗细的针头拨正;若变形严重,可在去除残胶后用较薄的梳子再次插入梳孔后加水拔出。30 min 后即可上样,等待一段时间有利于胶结构的形成,因为肉眼观的胶凝时其内部分子的排列尚未完成。

(二)样品处理

样品可以从整个组织中或从细胞培养物中提取。固体组织首先使用(对于较大样品体积)搅拌机的机械方式打破,再使用均化器(小体积),或通过超声处理。

1. 培养的细胞(定性)

(1)去培养液后用温的 PBS 冲洗两遍或三遍(冷的 PBS 有可能使细胞脱落)。

(2)对 6 孔板来说,每孔加 200～300 μL 60～80℃ 的 1×loading buffer。

(3)置于 100℃,1 min。

(4)用细胞刮刀刮下细胞后在 EP 管中煮沸 10 min。

(5)用干净的针尖挑丝,如有团块则将团块弃掉,如果没有团块但有拉丝现象,则可以将 EP 管置于 0℃ 后在(14000～16000)×g 离心 2 min,再次挑丝。若无团块也无丝状物但溶液有些黏稠,可通过使用 1 mL 注射器反复抽吸来降低溶液黏滞度,便于上样。

(6)待样品恢复到室温后上样。

2. 培养的细胞(定量)

(1)去培养液后用温的 PBS 冲洗两三遍(冷的 PBS 有可能使细胞脱落)。

(2)加入适量的冰预冷的裂解液后置于冰上 10～20 min。

(3)用细胞刮刀刮下细胞,收集在 EP 管后超声(100～200 w)3 s,2 次。

(4)12000×g 离心,4℃,2 min。

(5)取少量上清进行定量。

(6)将所有蛋白质样品调至等浓度,充分混合沉淀后加 loading buffer 后直接上样最好,剩余溶液(溶于 1×loading buffer)可以低温储存于 −70℃ 一个月,−20℃ 一周,4℃ 1～2 天,每次上样前置于 98℃,3 min。

3. 组织

(1)匀浆:对心、肝、脾、肾等组织可每 50～100 mg 加 1 mL 裂解液,而肺每 100～200 mg 加 1 mL 裂解液。可手动或电动匀浆,注意尽量保持低温,快速匀浆。

(2)4℃ 12000×g 离心 2 min。

(3)取少量上清进行定量。

（4）将所有蛋白样品调至等浓度，充分混合沉淀加 loading buffer 后直接上样最好，剩余溶液（溶于 1×loading buffer）可以低温储存于−70℃一个月，−20℃一周，4℃ 1～2 天，每次上样前置于 98℃，3 min。

（三）电泳

样品的蛋白质是使用凝胶电泳分离。蛋白质的分离可通过等电点（isoelectric point, pI）、分子量、电荷，或这些因素的组合。分离的性质取决于样品的处理和凝胶的性质。这是识别蛋白质非常有用的方法。

（1）上样（图 4-17-2）前将胶板下的气泡赶走。

（2）所有蛋白质样品调至等浓度后上样，样品两侧的泳道用等体积的 1×loading buffer 上样，marker 也用 1×loading buffer 调整至与样品等体积。

（3）以初始电压为 45 V 时的电流强度进行稳流电泳，当电压达 65 V 时改为稳压电泳。

（4）在目的蛋白泳动至距胶下缘 1 cm 以上结束。

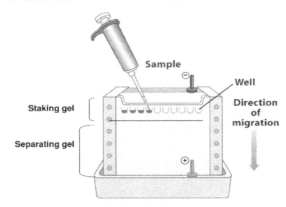

图 4-17-2　样品上样流程

（图片来源：https://www.alamy.com）

（四）转膜

为了使蛋白质接触到抗体检测，它们是从凝胶中转移到硝化纤维或聚偏二氟乙烯（polyvinylidene fluoride, PVDF）的膜。用于将蛋白转移的主要方法称为"电印迹"（electroblotting），并且使用电流从凝胶进入 PVDF 或硝化纤维素膜拉出蛋白质。

1. 电泳结束前 20 min 左右戴上手套开始准备

浸泡 NC 膜：将 NC 膜平铺于去离子水的水面，靠毛细作用自然吸水后再完全浸入水中 10 min 以排除气泡，随后浸泡入转移液中。PVDF 膜则在 Me-OH 中浸泡 20 min 以上后转入转移液中。将滤纸也浸入转移液中。

2. 取胶

将胶卸下，保留 30～100 kD 或分子量范围更广些的胶（以便以后检测其他感兴趣的蛋白),左上切角,在转移液中稍稍浸泡一下,置于洁净玻璃板上,按"滤纸—凝胶—NC膜—滤纸"(从上到下)的顺序装置好。注意用玻棒逐出气泡,剪去滤纸与膜的过多部分(尤其是半干转,以防止短路)。

3. 转膜

(1)湿转:电转槽用去离子水淋洗晾干,加入 1000 mL 电转液。将胶平铺于海绵上,滴加少许电转液再次驱赶气泡,封紧后放入电转槽,注意膜在正极一侧。降温,将电泳槽置于冰水混合物中。恒流 100 mA 过夜,或 400 mA,4 h。注意不同蛋白的要求不同[图 4-17-3(a)]。

(2)干转:用电转液淋洗石墨电极,用滤纸吸干,铺上胶,再滴少许电转液,以1.5 mA/cm² 凝胶面积转移 1～2 h。负载电压不宜超过 1 V/cm² 胶面积[图 4-17-3(b)]。

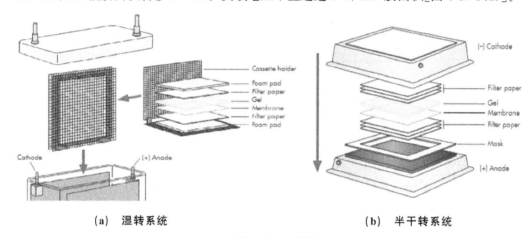

(a)　湿转系统　　　　　　　　　　(b)　半干转系统

图 4-17-3　转膜

(图片来源:https://www.alamy.com)

(五)封闭及杂交

1. 封闭

将膜从电转槽中取出,用去离子水与 TBST 稍加漂洗,浸没于封闭液中缓慢摇荡1 h。必要时可先用丽春红染色(2%乙酸、0.5%丽春红的水溶液),观察蛋白条带,再用去离子水和 TBST 将丽春红洗脱后封闭,如用蛋白 marker 则可省略此步。

2. 结合一抗

一抗的准备:使用反贴法时每张 3 cm×9 cm 膜约需 2 mL 一抗稀释液。

反贴法的操作:将含一抗的封闭液滴加于摇床的塑料膜上,将 PVDF 膜从封闭液中取出,滤纸贴角稍吸干,正面朝下贴在一抗上,注意不要留下气泡,室温下轻摇孵育1 h或4℃静置过夜。在反应体系外罩一湿润平皿以防止液体过多蒸发。

3. 洗涤

一抗孵育结束后,用 TBST 漂洗膜后再浸洗 4 次,每次 10 min。

4. 结合二抗

根据一抗来源选择合适的二抗,根据鉴定方法选择辣根过氧化物酶(horse radish peroxidase,HRP)或 AP 标记的抗体,按相应比例稀释(1∶1000～1∶10000),室温轻摇 1 h。

5. 洗涤

二抗孵育结束后,用 TBST 漂洗膜后再浸洗 6 次,每次 10 min。

(六)发光鉴定

一般使用辣根过氧化物酶 HRP-ECL 发光法或碱性磷酸酶 AP-NBT/BICP 显色法。

1. HRP-ECL 发光法

将 A、B 发光液按比例稀释混合。膜用去离子水稍加漂洗,用滤纸贴角吸干,反贴法覆于 A、B 混合液滴上,熄灯至可见淡绿色荧光条带(5 min 左右)后用滤纸贴角吸干,置于保鲜膜内固定于片盒中,迅速盖上胶片,关闭胶盒,根据所见荧光强度曝光。取出胶片立即完全浸入显影液中 1～2 min,清水漂洗一下后放在定影液中至底片完全定影,清水冲净晾干,标定 marker,进行分析与扫描。

2. AP-NBT/BICP 显色法

每片 NBT/BICP 可溶解于 30 mL 水中,使用前将一片分装在 30 个 EP 管中,每张 3 cm×9 cm 的膜取一管配成 1 mL 即可。将 PBST 或 TBST 洗涤过的膜用去离子水稍加漂洗,滤纸贴角吸干,反贴法覆于 NBT/BICP 溶液液滴上,并用不透明物体(如报纸)遮挡光线,显色 20 s 后每 10 s 观察一次,至条带明显或有本底出现时将膜揭起置于去离子水中漂洗后,放滤纸上晾干即可观察与扫描。

(七)膜再生

(1)如前次杂交结果条带距离本次杂交蛋白的预计位置差别较大,则只需用 TBST 洗涤掉发光液(10 min×3 次),然后从一抗杂交开始,后续步骤同前。

(2)如前次杂交结果条带距离本次杂交蛋白的预计位置较近,则需更强的洗涤,可用 strip 液(可用杂交袋)于室温摇动洗涤 30～60 min,然后用 TBST 洗涤10 min×3 次,再从封闭开始,后续步骤同前。

(3)对于杂交若干次的膜,如果常规洗涤方法不易去掉众多条带,可用强度更强的自配的 strip 液(可用杂交袋)于 50℃洗涤 30 min,然后用 TBST 洗涤 10 min×3 次,再从封闭开始,后续步骤同前。

五、注意事项

内参即内部参照,对哺乳动物细胞表达来说,一般是指由管家基因编码表达的蛋白,它们在各组织和细胞中的表达相对恒定,在检测蛋白的表达水平变化时常用它来作为参照物。其作用是校正蛋白质定量、上样过程中存在的实验误差,保证实验结果的准确性。

在 Western blotting 中使用内参,其实就是在 WB 过程中另外用内参对应的抗体检测内参,这样在检测目的产物的同时可以检测内参的表达。由于内参在各组织和细胞中的表达相对恒定,借助检测每个样品内参的量就可以校正上样误差,这样半定量的结果才更为可信。此外,使用内参可以作为空白对照,检测蛋白转膜情况是否完全、整个 Western blot 显色或者发光体系是否正常。

常用的蛋白质内参有 GAPDH 和细胞骨架蛋白 beta-actin 或 beta-tubulin。一般要选择一个在处理因素作用的条件下蛋白含量不会发生改变的蛋白作为内参。

(1)为了让实验更加严谨和有说服力,都要设计对照实验,对照分为:阳性对照(最好有标准品(比如 β-actin,GAPDH 或阳性血清)、阴性对照(测血时用相应小鼠未免疫血清(即正常血))、空白对照(不加一抗,用 PBS 代替)、无关对照(用无关抗体)。

(2)一抗、二抗的浓度一般要参照抗体说明书选择最适当的比例,一抗、二抗的选择直接影响实验结果以及背景的深浅。

(3)实验设计时所采用的抗原批次要一样,尽量避免人为带来的个体差异。特别是在做裂解液时更要注意所采用的操作条件,尽可能排除可变因素给实验带来的不确定性。

(4)凝胶的质量直接影响以后的实验结果,要特别注意几点:凝胶要均一没有气泡;积层胶与分离胶界面要水平;AP 和 TEMED 的量不能过多,太多会导致胶易脆裂;拔梳子时要快,尽量保证点样孔平整。

(5)电泳、转膜时特别要注意正负极,电压电流都不能过高;转膜时"三明治"的叠放次序不能出错,同时要防止产生气泡;尽量让电转温度保持在 10℃ 以下,冰浴为宜。

(6)封闭时一般在室温下 2 h 就够了,但是要注意,如果是生物素标记的二抗就不宜用牛奶,因为牛奶中含有生物素,用 BSA 效果更好。

(7)加一抗、二抗要严格保证反应时间,洗膜要注意,尽可能地将一抗、二抗洗净,有利于降低背景;还要注意一抗、二抗的匹配。

(8)在显色发光时要特别注意二抗所对应的显色方法,特别是在发光时要注意发光时间和显影时间的控制,以看得清楚目的条带为标准。

六、思考题

(1)Western blot 的实验原理是什么?

(2)在 Western blot 实验时有哪些注意事项?

(3)BSA 的作用是什么?

(4)做组织样品的 Western blot 的时候,怎样处理样品?

(李　程)

第五部分 分子生物学最新技术进展

一、第二代 DNA 测序技术

DNA 测序(DNA sequencing)作为一种重要的分子生物学实验技术,在生物学、医学等领域研究中有着广泛的应用。1953 年,DNA 双螺旋结构被沃森(Watson)和克里克(Crick)发现后不久,就有人报道过 DNA 测序技术,但是操作流程复杂限制了其推广。1977 年,英国科学家桑格(Sanger)引入双脱氧核苷三磷酸(ddNTP),发明了具有里程碑意义的末端终止测序法,简称 Sanger 法。同年,美国的 Maxam 和 Gilbert 合作发明了化学降解法测定 DNA 序列,又称 Maxam-Gilbert 测序法。这两种 DNA 测序方法的建立,使测序技术实现了第一次质的飞跃,他们三人因此共同获得了 1980 年的诺贝尔化学奖。

Sanger 法因其简便快速,经后续的不断改良,成为迄今为止主流的 DNA 测序方法。然而随着科学的发展,传统的 Sanger 测序法已经不能完全满足研究的需要,对模式生物进行基因组重测序以及对一些非模式生物的基因组测序,都需要低成本、高通量、速度快的测序技术,2005 年,第二代测序技术(next-generation sequencing,NGS)应运而生。第二代测序技术在大大降低了测序成本的同时,还大幅提高了测序速度,并且保持了高准确性。第二代测序技术其核心思想是边合成边测序,即对布满 DNA 样品的芯片重复进行基于 DNA 聚合酶或连接酶以及引物对模板进行的一系列延伸反应和荧光序列读取反应,通过显微设备观察并记录连续测序循环中的光学信号。该类测序方法采用了大规模矩阵结构的微阵列分析技术,阵列上的 DNA 样本可以同时并行分析。现有的技术平台主要包括 Roche/454 FLX、Illumina/Solexa Genome Analyzer 和 Applied Biosystemss OLID system(图 5-1-1)。

(一)基本流程

1.测序文库的构建(library construction)

准备基因组 DNA,然后将 DNA 随机片段化成几百碱基或更短的小片段,并在两头加上特定的接头(adaptor)。

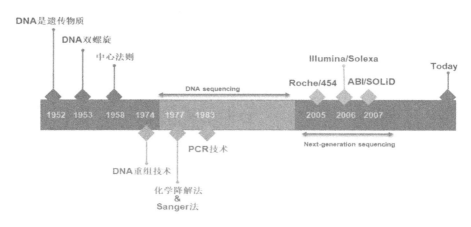

图 5-1-1　测序技术发展简史

2.锚定桥接(surface attachment and bridge amplification)

将带接头的 DNA 片段变性成单链后,固定于固体表面(平面或磁珠表面)。

3.预扩增(denaturation and complete amplification)

通过对固定片段进行克隆扩增而制成 PCR 集落芯片,克隆扩增方式包括桥式 PCR、乳液 PCR 或原味成簇。这样一次测序反应就可以同时对众多的集落进行测序。

4.单碱基延伸测序(single base extension and sequencing)

在测序的体系中加入四种荧光标记的 dNTP、DNA 聚合酶以及接头引物进行扩增。在每一个测序簇延伸互补链时,每加入一个被荧光标记的 dNTP 就能释放出对应的荧光,测序仪通过捕获荧光信号,并通过计算机软件将光信号转化为测序峰,从而获得待测片段的序列信息。

5.数据分析(data analyzing)

测序得到的原始数据是长度只有几十个碱基的序列,要通过生物信息学工具将这些短的序列组装成长的重叠群,甚至是整个基因组的框架,或者把这些序列比对到已有的基因组或者相近物种基因组序列上,并进一步分析得到有生物学意义的结果。

(二)常用的第二代测序技术

1.454 测序

454 生命科学公司可谓第二代测序技术的奠基者。2005 年,454 公司推出了基于焦磷酸测序法的高通量基因组测序系统。这一技术开创了边合成边测序的先河,《自然》期刊以里程碑事件报道了该技术。之后,454 公司被罗氏诊断公司收购。2006 年,他们又推出了性能更优的第二代基因组测序系统——Genome Sequencer FLX System(GS FLX);2 年后,推出了全新的测序试剂——GS FLX Titanium,全面提升了测序的准确性、读长和测序通量。测序原理是基于焦磷酸测序法,在 4 种酶(DNA 聚合酶,ATP 硫酸化酶,荧光素酶和双磷酸酶)的协同作用下,将引物上每一个 dNTP 的聚合与一次荧光信号释放偶联起来。通过检测荧光信号释放的有无和强度,就可以达到实时测定 DNA 序列的目的。此技术不需要荧光标记的引物或核酸探针,也不需要进行电泳。

主要流程:

(1)文库制备:基因组 DNA/cDNA 等被片段化处理成 500～800 bp,对于小分子的非编码 RNA,这一步骤并不需要。

(2)加接头:将 3'端和 5'端有特异性的接头连接到 DNA 片段上。接头也将在后继的纯化、扩增和测序步骤中用到。

(3)乳液 PCR:每个磁珠连上一条单链分子,每个油包水液滴中包含一个磁珠,在这个小滴里进行独立的 PCR 扩增,而没有其他的竞争性或者污染性序列的影响,从而实现了对所有 DNA 片段进行平行扩增。

(4)测序:经过扩增后,每个磁珠上的 DNA 片段拥有了成千上万个相同的拷贝。经过富集以后,这些片段仍然和磁珠结合在一起,随后就可以放入 Pico Titer Plate 板中供后继测序使用了。

(5)数据分析:GS FLX 系统提供三种不同的生物信息学工具对测序数据进行分析,适用于不同的应用(图 5-1-2)。

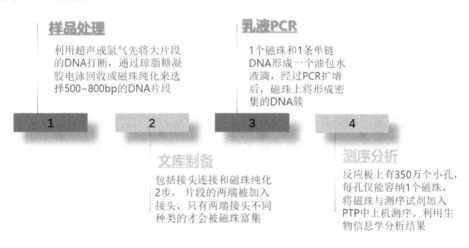

图 5-1-2　454 测序流程

2. Solexa 测序

Solexa 测序技术由 Solexa 公司发明,后被 Illumina 公司收购,故又称 Illumina 测序,该技术的原理为:将基因组 DNA 随机打断成 100～200 bp,加上已知序列的接头,经 PCR 扩增后制成文库;随后将 DNA 片段放入含有基片的流通池内,接头会与固定在基片上的序列互补,从而使打断的 DNA 片段两端固定在基片上,形成桥式结构;互补的小片段相当于引物,控制条件进行扩增,30 轮之后基片上形成单克隆 DNA 簇(每一个流通池内大约含有 5×10^7 个 DNA 簇)。应用边合成边测序的原理,使用的每个 dNTP 都携带一种荧光基团和一个可被去除的终止基团。每个循环过程里,荧光标记的 dNTP 和聚合酶同时被加入单分子阵列中。按照碱基互补配对原则进行 DNA 分子延伸,每个核苷酸的 3'羟基均被封闭起来,保证每一次反应都只会掺入一个核苷酸。每添加一个荧光标记核苷酸分子,机器便检测出荧光信号,从而测出合成的是何种核苷酸。读取之后,结合在 dNTP 上的荧光基团被化学切割并洗去,继续连接下一个核苷酸,重复上述反应,完成测序(图 5-1-3)。

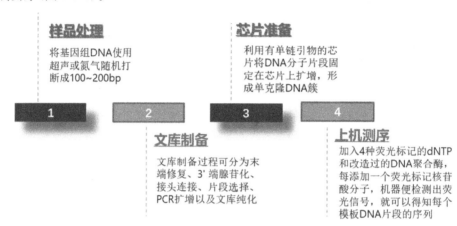

图 5-1-3　Solexa 测序流程

3. SOLiD 测序

美国应用生物系统公司(Applied Biosystems,ABI),于 2007 年年底推出了 SOLiD (sequencing by oligonucleotide ligation and detection) 第二代测序平台,基本原理为利用连接法测序获得基于双碱基编码的 SOLiD 编码序列,数据分析比较原始颜色序列和转换成颜色编码的参考序列,同时校正测序错误。并可结合原始颜色序列的质量信息发现潜在的单核苷酸多态性(single nucleotide polymorphism,SNP)位点。它的独特之处在于以四色荧光标记寡核苷酸的连续连接合成为基础,取代了传统的聚合酶连接反应,可对单拷贝 DNA 片段进行大规模扩增和高通量并行测序。该技术的缺点是扩增产物存在移相,序列读取长度相对有限。

基本流程:

(1)文库制备:SOLiD 系统能支持两测序模板,片段文库或配对末端文库。

(2)乳液 PCR/微珠富集:在微反应器中加入测序模板、PCR 反应元件、微珠和引物,进行乳液 PCR。PCR 完成之后,变性模板,富集带有延伸模板的微珠,去除多余的微珠。微珠上的模板经过 3'修饰,可以与玻片共价结合。

(3)微珠沉积:3'修饰的微珠沉积在一块玻片上。SOLiD 系统最大的优点就是每张玻片能容纳更高密度的微珠,在同一系统中轻松实现更高的通量。

(4)连接测序:没有采用通常的聚合酶,而用了连接酶。连接反应的底物是 8 碱基单链荧光探针混合物。这些探针按照碱基互补规则与单链 DNA 模板链配对。探针的 5'末端分别标记了 Texas Red、CY5、6-FAM、CY3 这 4 种颜色的荧光染料。探针 3'端 1～5位为随机碱基。单向 SOLiD 测序包括五轮测序反应,每轮测序反应含有多次连接反应。反复多次,最终可以获得整条模板片段的完整序列(图 5-1-4)。

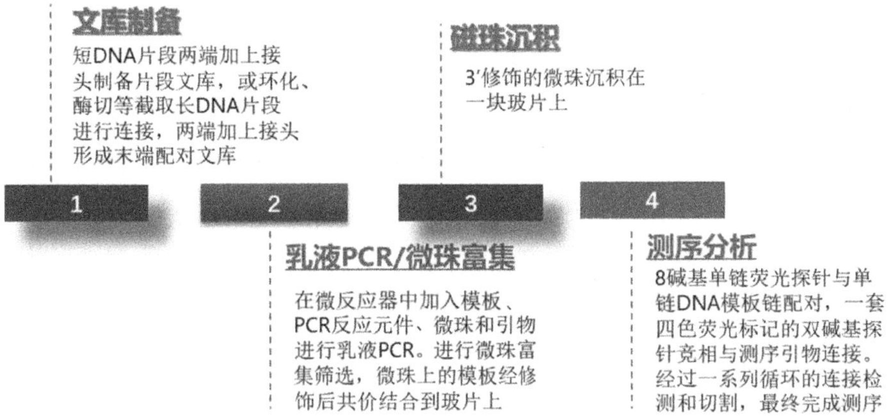

文库制备
短DNA片段两端加上接头制备片段文库,或环化、酶切等截取长DNA片段进行连接,两端加上接头形成末端配对文库

1

2

乳液PCR/微珠富集
在微反应器中加入模板、PCR反应元件、微珠和引物进行乳液PCR。进行微珠富集筛选,微珠上的模板经修饰后共价结合到玻片上

磁珠沉积
3'修饰的微珠沉积在一块玻片上

3

4

测序分析
8碱基单链荧光探针与单链DNA模板链配对,一套四色荧光标记的双碱基探针竞相与测序引物连接。经过一系列循环的连接检测和切割,最终完成测序

图 5-1-4　SOLiD 测序流程

(李　晓)

二、病毒系统的原理及应用

基因的功能研究、基因表达产物的收集及基因治疗过程,都需要外源基因在目标细胞内表达。而外源的大分子 DNA 不能主动进入细胞,即使少量进入也会被细胞内的核酸酶降解。因此需要选择适当的基因工程载体将外源基因导入目标细胞内并表达。分子生物学和临床研究所使用的载体主要有非病毒载体和病毒载体两大类。这里主要介绍病毒载体的工作原理及应用。目前,用于将外源基因转入细胞内的病毒载体主要有逆转录病毒载体(retrovirus)、腺病毒(adenovirus)、腺相关病毒(adeno－associated virus,AAV)、单纯疱疹病毒(herpessimplex virus,HSV)等。

野生型病毒必须经过改造,确保安全后才能应用于科学研究。野生型病毒基因组的编码区主要为衣壳蛋白、酶和调控蛋白,而非编码区中则含有病毒进行复制和包装等功能所必需的顺式作用元件。安全应用病毒载体必须剔除其复制必需的基因和致病基因,消除其感染和致病能力。原有的病毒复制、包装等功能改由包装细胞(packaging cell)提供。包装细胞是经过特殊改造的细胞,已经感染和整合了病毒复制和包装所需的辅助病毒基因组,可以完成病毒的复制和包装(图 5-2-1)。

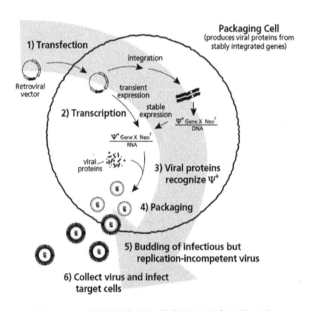

图 5-2-1 利用包装细胞获得重组病毒颗粒示意

(图片来源:Retroviral Expression Systems,Clontech Laboratories,Inc.)

在使用中,病毒载体需要先导入体外培养的包装细胞,在其中进行复制并包装成新的病毒颗粒,获得足量的重组病毒后再进行目标细胞的感染,实现外源基因在目标细胞内的表达(图 5-2-2)。此时由于目标细胞缺少病毒复制和包装所需的原件,因此不能在目标细胞内完成复制和包装成新病毒颗粒。

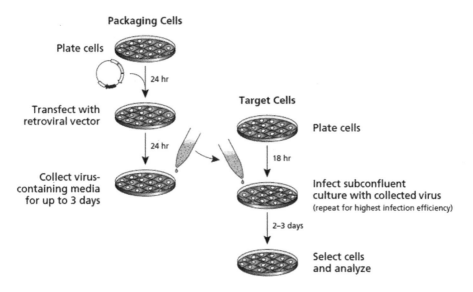

图 5-2-2　利用逆转录病毒系统构建目标基因稳定表达细胞系流程

（图片来源：Retroviral Expression Systems，Clontech Laboratories，Inc.）

（一）逆转录病毒载体

逆转录病毒属于 RNA 病毒，进入处于增殖状态的细胞后，在细胞分裂过程中逆转录成 DNA 并整合入宿主基因组，整合的基因可以传至子代细胞，并在细胞中表达目的蛋白。逆转录病毒不具有感染不分裂细胞的能力。近年来，由人免疫缺陷病毒（human immunodeficiency virus，HIV）发展而来的慢病毒（lentivirus）弥补了逆转录病毒只能感染分裂细胞的不足。慢病毒可以感染分裂和不分裂的细胞，且感染效率也大幅提升。目前的基因治疗中 70% 以上应用的是逆转录病毒载体。

逆转录病毒载体种类较多，包括 pLNCX2、pLHCX、pBABE、pMCs、pMXs 等。如图 5-2-3 所示，pLNCX2 载体包含的元件有：①来自 pBR322 的复制起始位点和 $Ampr$，使得载体可以在大肠杆菌（$Escherichia\ coli$）中复制和被筛选；②5'端和 3'端长末端重复序列（long terminal repeats，LTR），可以促进基因的整合；③5'端 LTR 启动子及增强子序列，控制 ψ＋序列和新链霉素抗性基因 $Neor$ 的表达；④用于插入外源基因的多克隆位点（multiple cloningsite，MCS）；⑤人巨细胞病毒早期启动子（human cytomegalon virus immediate early promoter，HCMV IEP）。

（二）腺病毒载体

腺病毒属 DNA 病毒，可引起人上呼吸道及眼部上皮细胞的感染。人的腺病毒共包含 50 多个血清型，其中 C 亚类的 2 型和 5 型腺病毒（Ad2 和 Ad5）在人体内为非致病病毒，适合作为基因治疗用载体。腺病毒载体不会整合到染色体基因组，因此不会引起病人染色体结构的破坏，安全性高；而且对 DNA 包被量大、基因转染效率高，此外对静止或慢分裂细胞都具有感染作用，故可用细胞范围广。腺病毒载体的缺点是基因组较大，

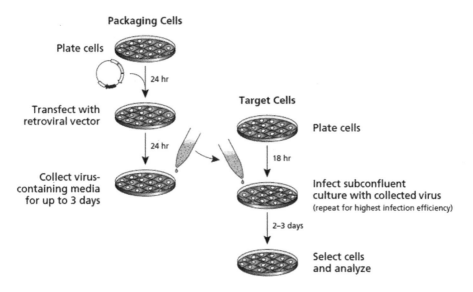

载体构建过程较复杂;由于基因不整合到染色体基因组,故易随着细胞分裂或死亡而丢失,不能长期表达。此外,该病毒的免疫原性较强,注射到机体后很快会被机体的免疫系统排斥。

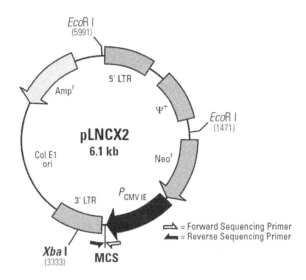

图 5-2-3 逆转录病毒载体 pLNCX2 结构示意

(图片来源:pLNCX2 Vector Information,Clontech Laboratories,Inc.)

(徐　斌)

三、CRISPR/Cas9 技术的原理及应用

基因定点修饰是研究基因功能的重要手段之一,也可被用于人类遗传性疾病的治疗,因此这类技术成为现代分子生物学的研究热点。早期仅基于同源重组的基因打靶技术效率极低,应用受到限制。直到人工核酸内切酶(engineered endonuclease,EEN)出现,这一现状才彻底改变。

锌指核酸内切酶(zinc finger endonuclease,ZFN)是第一代人工核酸内切酶。锌指是一类能够结合 DNA 的蛋白质,人类细胞的转录因子中大约有一半含有锌指结构,ZFN 是锌指蛋白与核酸内切酶 Fok I 融合形成的核酸内切酶,它可以在各种复杂基因组的特定位点制造 DNA 的双链切口(double strand break,DSB)。但是,ZFN 制备复杂,成本昂贵,而且其技术专利被少数几家商业公司控制。第二代人工核酸酶类转录激活因子效应物核酸酶(transcription activator-like effector nuclease,TALEN)的出现在很大程度上替代了 ZFN。无论是 ZFN 还是 TALEN,这两种人工核酸酶的原理是一样的,都是由 DNA 结合蛋白与核酸内切酶 Fok I 融合而成。这些核酸酶能够在特定的基因组位置造成 DNA 双链断裂 DSB,激活细胞内固有的同源重组(homologous-directed repair,HDR)或非同源末端连接(non-homologous end joining,NHEJ)对断裂的 DNA 进行修复,实现基因组的定点修饰。

2013 年年初,人工核酸内切酶 clustered regularly interspacedshort palindromic repeats(CRISPR)/CRISPR associated 9(Cas9)首次在基因组编辑中得以应用。CRISPR/Cas9 是细菌和古细菌在长期演化过程中形成的一种适应性免疫防御,可用来对抗入侵的病毒及外源 DNA。在细菌及古细菌中,CRISPR 系统共分成 3 类,其中 I 类和 III 类需要多种 CRISPR 相关蛋白(Cas 蛋白)共同发挥作用,而 II 类系统只需要一种 Cas 蛋白即可,这为其能够广泛应用提供了便利条件。由于 CRISPR/Cas9 技术的特点是制作简单、成本低、作用高效,因此其正在快速地成为应用最广泛的基因组编辑技术。

(一)CRISPR/Cas9 技术的原理

目前,来自 A 群链球菌(*Streptococcus pyogenes*)的 CRISPR/Cas9 系统应用最为广泛。Cas9 蛋白含有两个核酸酶结构域,可以分别切割 DNA 的两条单链。Cas9 首先与 crRNA 及 tracrRNA 结合成复合物,然后与前间区邻近基序(protospacer adjacent motif,PAM)结合并侵入 DNA,形成 RNA-DNA 复合结构,进而对目的 DNA 双链进行切割,使 DNA 双链断裂,形成 DNA 双链断裂 DSB 位点。同时,细胞通过固有的同源重组 HDR 或非同源末端连接 NHEJ 对断裂的 DNA 进行修复,实现基因组的定点修饰。由于 PAM 序列结构简单(5'-NGG-3'),几乎可以在所有的基因中找到大量靶点,因此得到广泛的应用。通过基因工程手段对 crRNA 和 tracrRNA 进行改造,将其连接在

一起得到小向导 RNA(small guide RNA, sgRNA)。融合的 sgRNA 具有与野生型 RNA 类似的活力,但因为结构得到了简化更方便研究者使用。通过将表达 sgRNA 的元件与表达 Cas9 的元件相连接,得到可以同时表达两者的质粒,将其转染细胞,便能够对目的基因进行操作(图 5-3-1)。CRISPR/Cas9 系统已经成功应用于植物、细菌、酵母、鱼类及哺乳动物细胞,是目前最高效的基因组编辑系统。

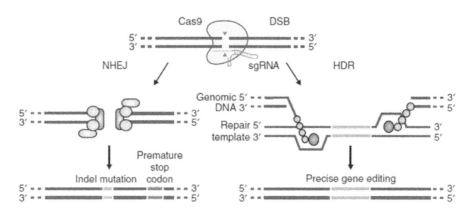

图 5-3-1　CRISPR/Cas9 介导的基因编辑

(图片来源:Genome engineering using the CRISPR-Cas9 system[J].

Nature Biotechnology,2015,32:347-355.)

(二)CRISPR/Cas9 技术的应用

CRISPR 技术作为一种最新涌现的基因组编辑工具,能够完成 RNA 导向的 DNA 识别及编辑,为构建更高效的基因定点修饰技术提供了全新的平台,受到众多科学家的追捧。目前,CRISPR/Cas9 主要应用于下述几个方面的研究(图 5-3-2):

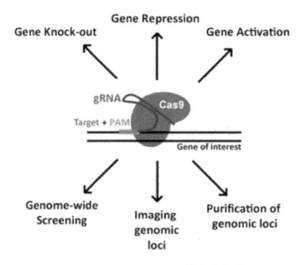

图 5-3-2　CRISPR/Cas9 技术的应用

(图片来源 Addgene:the nonprofit plasmid repository)

（1）利用 CRISPR/Cas9 进行基因敲除细胞系或动、植物模型的建立。

（2）通过对 Cas9 进行突变获得 Cas9 Nickase，增强 CRISPR/Cas9 的靶向性。

（3）利用同源重组修复 HDR 对基因组进行精准修饰。

（4）通过失活形式的 Cas9（dCas9）与其他转录调控因子融合靶向激活或抑制基因的转录表达。

（5）利用失活形式的 Cas9（dCas9）对基因组的特定位点进行成像或纯化。

（6）利用 CRISPR/Cas9 进行全基因组筛选。

（三）CRISPR/Cas9 技术的优缺点

与 ZFN/TALEN 相比，CRISPR/Cas9 更易于操作，效率更高，更容易得到纯合子突变体，而且可以在不同的位点同时引入多个突变。传统的转基因和基因打靶技术，由于技术稳定成熟，可以对小鼠和大鼠的基因组序列进行各种修饰，仍是模式动物构建的主要技术。核酸内切酶 ZFN/TALEN 尤其是 CRISPR/Cas9 技术如果能解决脱靶效应，将可广泛应用于小鼠、大鼠及其他模式动物的制备和研究中，成为传统的转基因和基因打靶技术的重要补充。

（徐　斌）

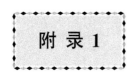

常用 DNA 分子量标准

一、λ-Hind Ⅲ digest marker

λ-HindⅢ digest DNA marker 是由 Bacteriophage λcI857 Sam7 DNA 用 HindⅢ 酶切反应后配制而成的(图 6-1-1)。本制品浓度为 0.5 μg/μL,使用前需加入 6× loading buffer,在电泳前进行热处理(60℃,5 min),能使 marker 的电泳图像变得更为清晰。根据实验需要,每次取 5~10 μL 电泳。

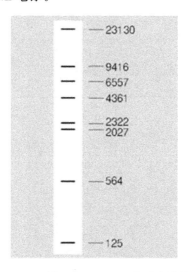

图 6-1-1 λ-HindⅢ digest marker 凝胶电泳图像示意

(图片来源:λ-HindⅢ digest marker 产品说明,宝日医生物技术(北京)有限公司)

二、DL2000 DNA marker

本制品浓度 400 ng/5 μL,是由 2000 bp、1000 bp、750 bp、500 bp、250 bp 以及 100 bp 共 6 条双链 DNA 片段组成(图 6-1-2)。其中 750 bp 是指示带,显示亮带。本品已混有上样缓冲液,可直接用于凝胶电泳。

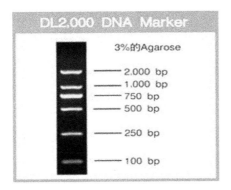

图 6-1-2 DL2000 DNA marker 在 3%的 Agarose 电泳图像示意

[图片来源:DL2000 DNA marker 产品说明,宝日医生物技术(北京)有限公司]

常用蛋白质分子量标准

表 6-2-1　常用蛋白质分子量标准

高分子量标准参照物		中分子量标准参照物		低分子量标准参照物	
蛋白质	MV	蛋白质	MV	蛋白质	MV
肌球蛋白	212000	磷酸化酶 B	97400	碳酸酐酶	31000
β-半乳糖苷酶	116000	牛血清白蛋白	66200	大豆胰蛋白酶抑制剂	21500
磷酸化酶 B	97400	谷氨酸脱氢酶	55000	马心肌球蛋白	16900
牛血清白蛋白	66200	卵清蛋白	42700	溶菌酶	14400
过氧化氢酶	57000	醛缩酶	40000	肌球蛋白	8100
醛缩酶	40000	碳酸酐酶	31000	肌球蛋白	6200
		大豆胰蛋白酶抑制剂	21500	肌球蛋白	2500
		溶菌酶	14400		

预染蛋白 marker 26616,10～180 kD,电泳与条带见图 6-2-1。

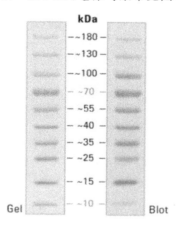

图 6-2-1　预染蛋白 marker(26616)在 4%～20% 的
Tris-glycine 凝胶（SDS-PAGE）电泳和转移到膜上的条带
（图片来源：Thermo Scientific 预染蛋白 marker 26616,产品说明）

该预染蛋白分子量 marker 分子量范围在 10～180 kDa 之间，旨在监测 SDS-PAGE 电泳进程，评估转移到 PVDF、尼龙和硝酸纤维素膜上的转移率，并在凝胶染色或使用 Western blot 检测试剂后估算可见的分离蛋白的大致分子量。该蛋白 Ladder 包含一个 70 kDa 的橙色参考条带和一个 10 kDa 的绿色参考条带。

附 录 3

实验室常用试剂、缓冲液的配制方法

一、1 mol/L Tris-HCl (pH 7.4、7.6、8.0)

组分浓度:1 mol/L Tris-HCl。

配制量:1 L。

配制方法:

(1)称量 121.1 g Tris 置于 1 L 烧杯中。

(2)加入约 800 mL 的去离子水,充分搅拌溶解。

(3)按下表量加入浓盐酸调节所需要的 pH 值。

pH 值	浓盐酸
7.4	约 70 mL
7.6	约 60 mL
8.0	约 42 mL

(4)将溶液定容至 1 L。

(5)高温高压灭菌后,室温保存。

注意:应使溶液冷却至室温后再调定 pH 值,因为 Tris 溶液的 pH 值随温度的变化差异很大,温度每升高 1℃,溶液的 pH 值大约降低 0.03 个单位。

二、1.5 mol/L Tris-HCl (pH 8.8)

组分浓度:1.5 mol/L Tris-HCl。

配制量:1 L。

配制方法:

(1)称量 181.7 g Tris 置于 1 L 烧杯中。

(2)加入约 800 mL 的去离子水,充分搅拌溶解。

(3)用浓盐酸调节 pH 值至 8.8。

(4)将溶液定容至 1 L。

(5)高温高压灭菌后,室温保存。

注意:应使溶液冷却至室温后再调定 pH 值,因为 Tris 溶液的 pH 值随温度的变化差异很大,温度每升高 1℃,溶液的 pH 值大约降低 0.03 个单位。

三、10×TE Buffer (pH 7.4、7.6、8.0)

组分浓度:100 mmol/L Tris-HCl,10 mmol/L EDTA。

配制量:1 L。

配制方法:

(1)量取下列溶液,置于 1 L 烧杯中。

1mol/L Tris-HCl buffer (pH 7.4, 7.6, 8.0)	100 mL
500 mmol/L EDTA (pH 8.0)	
20 mL	

(2)向烧杯中加入约 800 mL 的去离子水,均匀混合。

(3)将溶液定容至 1 L 后,高温高压灭菌。

(4)室温保存。

四、PBS buffer

组分浓度:137 mmol/L NaCl,2.7 mmol/L KCl,10 mmol/L Na_2HPO_4,2 mmol/L KH_2PO_4。

配制量:1 L。

配制方法:

(1)称量下列试剂,置于 1 L 烧杯中。

NaCl	8 g
KCl	0.2 g
Na_2HPO_4	1.42 g
KH_2PO_4	0.27 g

(2)向烧杯中加入约 800 mL 的去离子水,充分搅拌溶解。

(3)滴加浓盐酸将 pH 值调节至 7.4,然后加入去离子水将溶液定容至 1 L。

(4)高温高压灭菌后,室温保存。

注意:上述 PBS buffer 中无二价阳离子,如需要,可在配方中补充 1 mmol/L $CaCl_2$ 和 0.5 mmol/L $MgCl_2$。

五、10 mol/L 醋酸铵

组分浓度:10 mol/L 醋酸铵。

配制量:100 mL。

配制方法:

(1)称量 77.1 g 醋酸铵置于 100～200 mL 烧杯中,加入约 30 mL 的去离子水搅拌溶解。

(2)加去离子水将溶液定容至 100 mL。

(3)使用 0.22 μm 滤膜过滤除菌。

(4)密封瓶口于室温保存。

注意:醋酸铵受热易分解,所以不能高温高压灭菌。

六、苯酚/氯仿/异戊醇 (25：24：1)

(1)说明:从核酸样品中除去蛋白质时常常使用苯酚/氯仿/异戊醇(25：24：1)。氯仿可使蛋白质变性并有助于液相与有机相的分离,而异戊醇则有助于消除抽提过程中出现的气泡。

(2)配制方法:将 Tris-HCl 平衡苯酚与等体积的氯仿/异戊醇(24：1)混合均匀后,移入棕色玻璃瓶中 4℃保存。

七、10％（W/V）SDS

组分浓度:10％(W/V)SDS。

配制量:100 mL。

配制方法:

(1)称量 10 g 高纯度的 SDS 置于 100～200 mL 烧杯中,加入约 80 mL 的去离子水,68℃加热溶解。

(2)滴加浓盐酸调节 pH 值至 7.2。

(3)将溶液定容至 100 mL,室温保存。

八、2 mol/L NaOH

组分浓度:2 mol/L NaOH。

配制量:100 mL。

配制方法:

(1)量取 80 mL 去离子水置于 100～200 mL 塑料烧杯中(NaOH 溶解过程中大量放

热,有可能使玻璃烧杯炸裂)。

(2)称取 8 g NaOH 小心地逐渐加入烧杯中,边加边搅拌。

(3)待 NaOH 完全溶解后,用去离子水将溶液体积定容至 100 mL。

(4)将溶液转移至塑料容器中后,室温保存。

九、2.5 mol/L HCl

组分浓度:2.5 mol/L HCl。

配制量:100 mL。

配制方法:

(1)在 78.4 mL 的去离子水中加入 21.6 mL 的浓盐酸(11.6N),均匀混合。

(2)室温保存。

十、Solution Ⅰ(质粒提取用)

组分浓度:25 mmol/L Tris-HCl(pH 8.0),10 mmol/L EDTA,50 mmol/L Glucose。

配制量:1 L。

配制方法:

(1)量取下列溶液,置于 1 L 烧杯中。

1 mol/L Tris-HCl(pH 8.0)	25 mL
0.5mol/L EDTA(pH 8.0)	20 mL
20% Glucose(1.11M)	45 mL
dH₂O	910 mL

(2)高温高压灭菌后,4℃保存。

(3)使用前每 50 mL 的 Solution Ⅰ 中加入 2 mL 的 RNase A(20 mg/mL)。

十一、Solution Ⅱ(质粒提取用)

组分浓度:200 mmol/L NaOH,1%(W/V)SDS。

配制量:500 mL。

配制方法:

(1)量取下列溶液,置于 500 mL 烧杯中。

| 10%SDS | 50 mL |
| 2 mol/L NaOH | 50 mL |

(2)加灭菌水定容至 500 mL,充分混匀。

(3)室温保存。此溶液保存时间最好不要超过一个月。

注意:SDS 易产生气泡,不要剧烈搅拌。

十二、Solution Ⅲ（质粒提取用）

组分浓度:3 mol/L KOAc,5 mol/L CH_3COOH。

配制量:500 mL。

配制方法:

(1)称量下列试剂,置于 500 mL 烧杯中。

KOAc	147 g
CH_3COOH	57.5 mL

(2)加入 300 mL 去离子水后搅拌溶解。

(3)加去离子水将溶液定容至 500 mL。

(4)高温高压灭菌后,4℃保存。

十三、0.5 mol/L EDTA (pH 8.0)

组分浓度:0.5 mol/L EDTA。

配制量:1 L。

配制方法:

(1)称取 186.1 g $Na_2EDTA \cdot 2H_2O$,置于 1 L 烧杯中。

(2)加入约 800 mL 的去离子水,充分搅拌。

(3)用 NaOH 调节 pH 值至 8.0(约 20 g NaOH)。

注意:pH 值至 8.0 时,EDTA 才能完全溶解。

(4)加去离子水将溶液定容至 1 L。

(5)适量分成小份后,高温高压灭菌。

(6)室温保存。

十四、1 mol/L DTT

组分浓度:1 mol/L DTT。

配制量:20 mL。

配制方法:

(1)称取 3.09 g DTT,加入 50 mL 塑料离心管内。

(2)加 20 mL 的 0.01mol/L NaAc(pH 5.2),溶解后使用 0.22 μm 滤器过滤除菌。

(3)适量分成小份后,—20℃保存。

附录4

核酸电泳相关试剂、缓冲液的配制方法

一、50×TAE buffer（pH 8.5）

组分浓度：2 mol/L Tris-醋酸，100 mmol/L EDTA。

配制量：1 L。

配制方法：

(1)称量下列试剂，置于 1 L 烧杯中。

Tris	242 g
$Na_2EDTA \cdot 2H_2O$	37.2 g

(2)向烧杯中加入约 800 mL 的去离子水，充分搅拌溶解。

(3)加入 57.1 mL 的醋酸，充分搅拌。

(4)加去离子水将溶液定容至 1 L 后，室温保存。

二、Agarose 凝胶

(1)配制适量的电泳及制胶用的缓冲液（通常是 0.5×TBE 或 1×TAE）。

(2)根据制胶量及凝胶浓度，准确称量琼脂糖粉，加入适当规格的锥形瓶中。

(3)加入一定量的电泳缓冲液（总液体量不宜超过锥形瓶的 50% 容量）。

注意：用于电泳的缓冲液和用于制胶的缓冲液必须统一。

(4)在锥形瓶的瓶口封上保鲜膜，并在膜上扎些小孔，然后在微波炉中加热熔化琼脂糖。加热过程中，当溶液沸腾后，请戴上防热手套，小心摇动锥形瓶，使琼脂糖充分均匀熔化。此操作重复数次，直至琼脂糖完全熔化。必须注意，在微波炉中加热时间不宜过长，每次当溶液起泡沸腾时停止加热，否则溶液会过热暴沸，造成琼脂糖凝胶浓度不准，也会损坏微波炉。熔化琼脂糖时，必须保证琼脂糖充分完全熔化，否则，会造成电泳图像模糊不清。

(5)溶液冷却至60℃左右,如需要可在此时加入溴乙啶溶液(终浓度0.5 μg/mL),并充分混匀。

注意:溴乙啶是一种致癌物质。使用含有溴乙啶的溶液时,请戴好手套。

(6)将琼脂糖溶液倒入制胶模中,然后在适当位置处插上梳子。凝胶厚度一般在3～5 mm之间。

(7)在室温下使胶凝固(0.5～1 h),然后放置于电泳槽中进行电泳。

注意:凝胶不立即使用时,请用保鲜膜将凝胶包好后在4℃下保存,一般可保存2～5天。

琼脂糖凝胶浓度与线形 DNA 的最佳分辨范围:

琼脂糖浓度/%	最佳线形 DNA 分辨范围/bp
0.5	1000 ～ 30000
0.7	800 ～ 12000
1.0	500 ～ 10000
1.2	400 ～ 7000
1.5	200 ～ 3000
2.0	50 ～ 2000

附 录 5

蛋白质电泳及蛋白质杂交相关试剂、缓冲液的配制方法

一、30％（W/V）Acrylamide

组分浓度：30％（W/V）Acrylamide。

配制量：1 L。

配制方法：

（1）称量下列试剂，置于 1 L 烧杯中。

Acrylamide	290 g
BIS	10 g

（2）向烧杯中加入约 600 mL 的去离子水，充分搅拌溶解。

（3）加去离子水将溶液定容至 1 L，用 0.45 μm 滤膜滤去杂质。

（4）于棕色瓶中 4℃保存。

注意：丙烯酰胺具有很强的神经毒性，并可通过皮肤吸收，其作用具有积累性，配制时应戴手套等。聚丙烯酰胺无毒，但也应谨慎操作，因为有可能含有少量的未聚合成分。

二、40％（W/V）Acrylamide

组分浓度：40％（W/V）Acrylamide。

配制量：1 L。

配制方法：

（1）称量下列试剂，置于 1 L 烧杯中。

Acrylamide	380 g
BIS	20 g

（2）向烧杯中加入约 600 mL 的去离子水，充分搅拌溶解。

（3）加去离子水将溶液定容至 1 L，用 0.45 μm 滤膜滤去杂质。

（4）于棕色瓶中 4℃保存。

注意:丙烯酰胺具有很强的神经毒性,并可通过皮肤吸收,其作用具有积累性,配制时应戴手套等。聚丙烯酰胺无毒,但也应谨慎操作,因为有可能含有少量的未聚合成分。

三、10%（W/V）过硫酸铵

组分浓度:10%（W/V）过硫酸铵。

配制量:10 mL。

配制方法:

（1）称取 1 g 过硫酸铵。

（2）加入 10 mL 的去离子水搅拌溶解。

（3）贮存于 4℃。

注意:10%的过硫酸铵溶液在 4℃保存时可以使用 2 周左右,超过期限会失去催化作用。

四、5×SDS-PAGE loading buffer

组分浓度:

250 mmol/L	Tris-HCl(pH 6.8)
10%（W/V）	SDS
0.5%（W/V）	BPB
50%（W/V）	甘油
5%（W/V）	β-巯基乙醇（2-ME）

配制量:5 mL。

配制方法:

（1）量取下列试剂,置于 10 mL 塑料离心管中。

1mol/L Tris-HCl(pH 6.8)	1.25 mL
SDS	0.5 g
BPB	25 mg
甘油	2.5 mL

（2）加去离子水溶解后定容至 5 mL。

（3）小份（500 微升/份）分装后,于室温保存。

（4）使用前将 25 μL 的 2-ME 加到每小份中。

（5）加入 2-ME 的 loading buffer 可在室温下保存一个月左右。

五、5×SDS-PAGE 电泳缓冲液

组分浓度:0.125 mol/L Tris,1.25 mol/L Glycine,0.5％(W/V)SDS。

配制量:1 L。

配制方法:

(1)量取下列试剂,置于 1 L 烧杯中。

Tris	15.1 g
Glycine	94 g
SDS	5.0 g

(2)向烧杯中加入约 800 mL 的去离子水,充分搅拌溶解。

(3)加去离子水将溶液定容至 1 L,室温保存。

六、考马斯亮蓝 R-250 染色液

组分浓度:0.1％(W/V)考马斯亮蓝 R-250,25％(V/V)异丙醇,10％(V/V)冰醋酸。

配制量:1 L。

配制方法:

(1)称取 1 g 考马斯亮蓝 R-250,置于 1 L 烧杯中。

(2)量取 250 mL 的异丙醇加入上述烧杯中,搅拌溶解。

(3)加入 100 mL 的冰醋酸,搅拌均匀。

(4)加入 650 mL 的去离子水,搅拌均匀。

(5)用滤纸除去颗粒物质后,室温保存。

七、考马斯亮蓝染色脱色液

组分浓度:10％(V/V)醋酸,5％(V/V)乙醇。

配制量:1 L。

配制方法:

(1)量取下列溶液,置于 1 L 烧杯中。

醋酸	100 mL
乙醇	50 mL
dH_2O	850 mL

(2)充分混合后使用。

八、膜转移缓冲液(Western 杂交用)

组分浓度:39 mmol/L Glycine,48 mmol/L Tris,0.037%(W/V)SDS。

配制量:1 L。

配制方法:

(1)量取下列溶液,置于 1 L 烧杯中。

Glycine	2.9 g
Tris	5.8 g
SDS	0.37 g

(2)向烧杯中加入约 600 mL 的去离子水,充分搅拌溶解。

(3)加去离子水将溶液定容至 800 mL 后,加入 200 mL 甲醇。

(4)室温保存。

九、TBST 缓冲液(Western 杂交膜清洗液)

组分浓度:20 mmol/L Tris-HCl,150 mmol/L NaCl,0.05%(V/V)Tween-20。

配制量:1 L。

配制方法:

(1)量取下列溶液,置于 1 L 烧杯中。

NaCl	8.8 g
1mol/L Tris-HCl(pH 8.0)	20 mL

(2)向烧杯中加入约 800 mL 的去离子水,充分搅拌溶解。

(3)加入 0.5 mL Tween-20 后充分混匀。

(4)加入去离子水定容至 1 L 后,4℃保存。

十、封闭缓冲液(Western 杂交用)

组分浓度:5%(W/V)脱脂奶粉/TBST 缓冲液。

配制量:100 mL。

配制方法:

(1)称 5 g 脱脂奶粉加入 100 mL TBST buffer 中,充分搅拌溶解。

(2)4℃保存(本溶液现用现配)。

SDS-PAGE 浓缩胶(5% Acrylamide)配方表

各种组分名称	各种凝胶体积所对应的各种组分的取样量							
	1 mL	2 mL	3 mL	4 mL	5 mL	6 mL	8 mL	10 mL
H_2O	0.68	1.4	2.1	2.7	3.4	4.1	5.5	6.8
30%丙烯酰胺	0.17	0.33	0.5	0.67	0.83	1.0	1.3	1.7
1.0 mol/L Tris-HCl (pH 6.8)	0.13	0.25	0.38	0.5	0.63	0.75	1.0	1.25
10% SDS	0.01	0.02	0.03	0.04	0.05	0.06	0.08	0.1
10%过硫酸铵	0.01	0.02	0.03	0.04	0.05	0.06	0.08	0.1
TEMED	0.001	0.002	0.003	0.004	0.005	0.006	0.008	0.01

SDS-PAGE 分离胶配方表

各种组分名称	各种凝胶体积所对应的各种组分的取样量							
	5 mL	10 mL	15 mL	20 mL	25 mL	30 mL	40 mL	50 mL
6% Gel								
H_2O	2.6	5.3	7.9	10.6	13.2	15.9	21.2	26.5
30%丙烯酰胺	1.0	2.0	3.0	4.0	5.0	6.0	8.0	10.0
1.5 mol/L Tris-HCl (pH 8.8)	1.3	2.5	3.8	5.0	6.3	7.5	10.0	12.5
10% SDS	0.05	0.1	0.15	0.2	0.25	0.3	0.4	0.5
10%过硫酸铵	0.05	0.1	0.15	0.2	0.25	0.3	0.4	0.5
TEMED	0.004	0.008	0.012	0.016	0.02	0.024	0.032	0.04
8% Gel								
H_2O	2.3	4.6	6.9	9.3	11.5	13.9	18.5	23.2
30%丙烯酰胺	1.3	2.7	4.0	5.3	6.7	8.0	10.7	13.3
1.5 mol/L Tris-HCl (pH 8.8)	1.3	2.5	3.8	5.0	6.3	7.5	10.0	12.5
10% SDS	0.05	0.1	0.15	0.2	0.25	0.3	0.4	0.5
10%过硫酸铵	0.05	0.1	0.15	0.2	0.25	0.3	0.4	0.5
TEMED	0.003	0.006	0.009	0.012	0.015	0.018	0.024	0.03
10% Gel								
H_2O	1.9	4.0	5.9	7.9	9.9	11.9	15.9	19.8
30%丙烯酰胺	1.7	3.3	5.0	6.7	8.3	10.0	13.3	16.7
1.5 mol/L Tris-HCl (pH 8.8)	1.3	2.5	3.8	5.0	6.3	7.5	10.0	12.5

续表

各种组分名称	各种凝胶体积所对应的各种组分的取样量							
	5 mL	10 mL	15 mL	20 mL	25 mL	30 mL	40 mL	50 mL
10% SDS	0.05	0.1	0.15	0.2	0.25	0.3	0.4	0.5
10%过硫酸铵	0.05	0.1	0.15	0.2	0.25	0.3	0.4	0.5
TEMED	0.002	0.004	0.006	0.008	0.01	0.012	0.016	0.02
12% Gel								
H_2O	1.6	3.3	4.9	6.6	8.2	9.9	13.2	16.5
30%丙烯酰胺	2.0	4.0	6.0	8.0	10.0	12.0	16.0	20.0
1.5 mol/L Tris-HCl (pH 8.8)	1.3	2.5	3.8	5.0	6.3	7.5	10.0	12.5
10% SDS	0.05	0.1	0.15	0.2	0.25	0.3	0.4	0.5
10%过硫酸铵	0.05	0.1	0.15	0.2	0.25	0.3	0.4	0.5
TEMED	0.002	0.004	0.006	0.008	0.01	0.012	0.016	0.02
15% Gel								
H_2O	1.1	2.3	3.4	4.6	5.7	6.9	9.2	11.5
30%丙烯酰胺	2.5	5.0	7.5	10.0	12.5	15.0	20.0	25.0
1.5 mol/L Tris-HCl (pH 8.8)	1.3	2.5	3.8	5.0	6.3	7.5	10.0	12.5
10% SDS	0.05	0.1	0.15	0.2	0.25	0.3	0.4	0.5
10%过硫酸铵	0.05	0.1	0.15	0.2	0.25	0.3	0.4	0.5
TEMED	0.002	0.004	0.006	0.008	0.01	0.012	0.016	0.02

附录 6

实验室常用培养基的配制方法

一、Ampicillin（100 mg/mL）

组分浓度：100 mg/mL Ampicillin。

配制量：50 mL。

配制方法：

(1)称量 5 g Ampicillin 置于 50 mL 离心管中。

(2)加入 40 mL 灭菌水，充分混合溶解后，定容至 50 mL。

(3)用 0.22 μm 过滤膜过滤除菌。

(4)小份分装(1 毫升/份)后，−20℃保存。

二、IPTG（24 mg/mL）

组分浓度：24 mg/mL IPTG。

配制量：50 mL。

配制方法：

(1)称量 1.2 g IPTG 置于 50 mL 离心管中。

(2)加入 40 mL 灭菌水，充分混合溶解后，定容至 50 mL。

(3)用 0.22 μm 过滤膜过滤除菌。

(4)小份分装(1 毫升/份)后，−20℃保存。

三、LB 培养基

组分浓度：1%(W/V)Tryptone，0.5%(W/V)Yeast Extract，1%(W/V)NaCl。

配制量：1 L。

配制方法：

(1)称取下列试剂,置于 1 L 烧杯中。

Tryptone	10 g
Yeast Extract	5 g
NaCl	10 g

(2)加入约 800 mL 去离子水,充分搅拌溶解。

(3)滴加 5 mol/L NaOH(约 0.2 mL),调节 pH 值至 7.0。

(4)加去离子水将培养基定容至 1 L。

(5)高温高压灭菌后,4℃保存。

四、LB/AMP 培养基

组分浓度:1%(W/V)Tryptone,0.5%(W/V) Yeast Extract,1%(W/V)NaCl,0.1 mg/mL Ampicillin。

配制量:1 L。

配制方法:

(1)称取下列试剂,置于 1 L 烧杯中。

Tryptone	10 g
Yeast Extract	5 g
NaCl	10 g

(2)加入约 800 mL 去离子水,充分搅拌溶解。

(3)滴加 5 mol/L NaOH(约 0.2 mL),调节 pH 值至 7.0。

(4)加去离子水将培养基定容至 1 L。

(5)高温高压灭菌后,冷却至室温。

(6)加入 1 mL Ampicillin(100 mg/mL)后混合均匀。

(7)4℃保存。

五、一般固体培养基的配制

(1)按照液体培养基配方准备好液体培养基,在高温高压灭菌前加入下列试剂的一种。

Agar(琼脂:铺制平板用)	15 g/L
Agar(琼脂:配制顶层琼脂用)	7 g/L
Agarose(琼脂糖:铺制平板用)	15 g/L
Agarose(琼脂:配制顶层琼脂用)	7 g/L

(2)高温高压灭菌后,戴上手套取出培养基,摇动容器使琼脂或琼脂糖充分混匀。

(3)待培养基冷却至 50～60℃ 时,加入热不稳定物质(如抗生素等),摇动容器使其充分混匀。

(4)铺制平板(30～35 mL 培养基/90 mm 培养皿)。

(林　筱)

参考文献

[1]金光辉,李炜,毛宇彬,曲宁.医学分子生物学实验[Z].2008.

[2]王淑娟,于晓光.加强实验室管理,提高实验课教学质量[J].山西医科大学学报(基础医学教育版),2007,9(2):182-183.

[3]李卫红.浅析 6S 管理对提升企业竞争力的作用[J].航天工业管理,2006,24(S1):39-40.

[4]北京自动化控制设备研究所.应用 6S 管理取得管理高效能和工作高效率[J].航天工业管理,2006,24(1):23-27.

[5]杨庆恩,朱传红.复合 PCR-RFLP 技术检测 ABO 基因型[J].中华医学遗传学杂志,1999(02):49-51.

[6]阳成波,印遇龙,黄瑞琳,等.实时定量 RT-PCR 的原理及方法[J].免疫学杂志,2003:145-150.

[7]张蓓,沈立松.实时荧光定量 PCR 的研究进展及其应用[J].国外医学临床生物化学与检验学分册,2003:327-329.

[8] PARKER N,SCHNEEGURT M,FORSTER B M,et al. Microbiology[M]. OpenStax College,2016.

[9]SANGER F,COULSON A R,BARRELL B G,et al. Cloning in single-stranded bacteriophage as an aid to rapid DNA sequencing[J]. Journal of molecular biology,1980,143(2):161-178.

[10]A M M,W G. A new method for sequencing DNA[J]. Proceedings of the National Academy of Sciences of the United States of America,1977,74(2):560-564.

[11]科拉塔.1980 年的诺贝尔化学奖[J].筱雨,徐佐杰,译.世界科学,1981,(7):54-56.

[12]SCHUSTER S. Next-generation sequencing transforms today's biology[J]. Nature Methods,2008,5(1):16-18.

[13]佚名. Roche 454 测序技术[J].生物医学工程与临床,2011,(2):124.

[14]MARGULIES M E M,ALTMAN W E,et al. Genome sequencing in micro fabricated high-density picolitrereactors[J]. Nature,2005,437(7057):376-380.

[15]田李,张颖,赵云峰.新一代测序技术的发展和应用[J].生物技术通报,2015,31(11):1-8.

[16]VALENCIA C A,PERVAIZ M A,HUSAMI A,et al. A Survey of Next-Generation - Sequencing Technologies[M]. Springer New York,2013.

[17]佚名. Illumina Solexa 测序技术[J].生物医学工程与临床,2011,15(2):149.

[18]CARL W F,LYLE R M,STEVEN A B,et al. The challenges of sequencing by synthesis[J].

Nature Biotechnology,2009,27(11):1013-1023.

[19]WALLA P J. 11DNA Sequencing and Next-Generation Sequencing Methods[M]. Wiley - VCH Verlag GmbH & Co. KGaA,2014.

[20]佚名. ABI SOLiD 测序技术[J]. 生物医学工程与临床,2011. 15(2):188.

[21]解增言,林俊华,谭军,等. DNA 测序技术的发展历史与最新进展[J]. 生物技术通报,2010, (8):64-70.

[22]ROEH S,WEBER P,REX-HAFFNER M,et al. Sequencing on the SOLiD 5500xl System-in-depth characterization of the GC bias[J]. Nucleus (Austin,Tex),2017,8(4):370-380.

[23]RAN F A,PATRICK D H,JASON W,et al.Genome engineering using the CRISPR-Cas9 system[J]. Nature Protocols,2013,8(11):2281-2308.

参考网站

［1］http://www.synthesisgene.com

［2］https://www.elabscience.com

［3］https://www.alamy.com

［3］https://zh.wikipedia.org/wiki/DNA％E6％B8％AC％E5％BA％8F

［4］https://baike.baidu.com/item/％E7％BD％97％E6％B0％8F454％E6％B5％8B％E5％BA％8F％ E7％B3％BB％E7％BB％9F/3951692

［5］https://baike.so.com/doc/2334-2387.html

［6］https://www.clontech.com/

［7］https://www.takarabio.com/

［8］http://www.takarabiomed.com.cn

［9］https://www.thermofisher.com